Antiinfektiva XXS pocket

D1735498

Autoren:

Dr. med Andreas Ruß Fachärztliche Internistische Praxis
Kirchplatz 1, 83734 Hausham

Dr. med Claudia Hoffmann Büro der Fachärzte Dr. W. Mühle – Dr. C. Hoffmann Partner
Feldstr. 10, 85445 Notzing

Herstellung: Natascha Choffat
Titelbild: Lucy Mikyna

Die Deutsche Bibliothek verzeichnet diese Publikation in der Deutschen
Nationalbibliografie; detaillierte bibliografische Daten sind im Internet
über <http://dnb.ddb.de> abrufbar.

© **2007 Börm Bruckmeier Verlag GmbH**
Nördliche Münchner Str. 28, 82031 Grünwald, www.media4u.com

1. Auflage, August 2007
ISBN 978-3-89862-284-4
Printed in China through Colorcraft Ltd., Hong Kong

↑	Zunahme
↓	Abnahme
Amp.	Ampulle
AUC	Fläche unter Konzentration-Zeit-Kurve
AVN	Akutes Nierenversagen
BB	Blutbild
d	Tag
DA	Dosisanpassung
DANI	Dosisanpassung bei Niereninsuffizienz
ED	Einzeldosis
empf.	empfindlich
Erw.	Erwachsene
GFR	Glomeruläre Filtrationsrate
GIT	Gastrointestinaltrakt
h	Stunde
HD	Hämodialyse
Hns-N	Harnstoff-N
HWZ	Halbwertszeit
i.B.	im Blut
i.S.	im Serum
i.U.	im Urin
IE	Internationale Einheiten
Ind	Indikation
ini.	initial
Ink	Inkompatibilität
J.	Jahre
KI	Kontraindikation
Ki.	Kinder

KM	Knochenmark
KOF	Körperoberfläche
Lact	Stillzeit
M.	Monate
MHK	minimale Hemmkonzentration
OTC	Over the counter, apothekenpflichtig
PPB	Plasmaproteinbindung
PRC	Pregnancy Risk Category
Pro.	Prophylaxe
Q0	extrarenale Eliminationsfraktion eines Arzneimittels
resist.	resistent
Rp	Rezeptpflicht
SS	Schwangerschaft
SSRI	Selektive Serotonin-Reuptake-Inhibitoren
SZ	Stillzeit
Tbl.	Tablette
TCA	Trizyklische Antidepressiva
TDM	therapeutisches Drug monitoring
Th.	Therapie
u. U.	unter Umständen
US	Untersuchung
UW	unerwünschte Wirkungen
W.	Woche
Wdh.	Wiederholung
WI	Wirkung
WM	Wirkmechanismus
WW	Wechselwirkungen

1   Antibiotika

1.1   Penicilline
1.1.1   Benzylpenicilline

WM/WI: Hemmung der Zellwandsynthese von Bakterien (Blockierung der bakt. Transpeptidase); Bakterizidie auf proliferierende Keime
empf.: Pneumo-, Strepto-, Meningo-, Staphylokokken, Aktinomyceten, Leptospiren, C. diphteriae, Treponemen, Borrelien, Past.multocida, Fusobakterien, Peptokokken, Clostridien;
resist.: Enterobakterien, Pseudomonas, B.fragilis, E.faecium, Nocardia, Mycoplasmen, Chlamydien, Beta-Lactamasebildner, V.cholerae
Ind: (systemische und lokale) Infekt. mit Benzylpenicillin-empfindlichen Keimen; (Penicillin G): u.a. Infekt. der oberen und tiefen Atemwege, gynäkologische Infekt., Aktinomykose, Endokarditis, Endoplastitis, Erysipel, Gasbrand, Meningitis und Hirnabszess, Osteomyelitis, Peritonitis, Septikämien, Tetanus, Wundinfektionen
(Benzylpenicillin-Benzathin, -Clemizol, -Procain): Angina tonsillaris, Pharyngitis, Otitis media (des Erwachsenen), Infekt. der tiefen Atemwege, v.a. die häuslich erworbene typische Pneumonie; Gonorrhö, Lues, Endokarditis-Pro. bei Eingriffen am oberen Respirationstrakt; zum Überbrücken der Nachtzeit bei Pat., die Penicillin G als Infusion erhalten
UW: allerg. Hautreaktionen, Lyell-Syndrom, Anaphylaxie, Vaskulitis, Myoklonien, Krampfanfälle, Mundtrockenheit, Nausea, Erbrechen, Diarrhoe, Herxheimer-Reaktion, BB-Veränderungen, hämolytische Anämie, interstitielle Nephritis, Superinfektion durch resistente Bakterien oder Sprosspilze
KI: Penicillin-Überempf.; Cave in SZ
Ink (Penicillin): Methotrexat, Tetracycline

Penicillin G (Benzylpenicillin) Rp	HWZ 20–50 min, Qo 0.4, PPB 45–65%, PRC B, Lact +
Penicillin G *Inf.Lsg. 0.5, 1, 5, 10 Mio IE* Penicill. Grünenthal *Inf.Lsg. 1, 5, 10 Mio IE*	**Normal empfindl. Keime:** 1–5 Mio IE/d in 4–6 ED; **Meningitis, Endokarditis:** 20–60 Mio IE/d; **Ki. 1–12M.:** 0.05–1Mio IE/kg/d i.v. in 3–4 ED; **1–12J.:** 0.05–0.5Mio IE/kg/d i.v. in 4–6 ED; **DANI** GFR 46–120: 4 x 5Mio IE; 19–45: 3 x 5Mio IE; 9–18: 3 x 4Mio IE; 3–8: 2 x 5Mio IE; < 2: 2 x 2Mio IE
Benzylpenicillin–Benzathin Rp	HWZ 20–50 min
Pendysin *Inj.Lsg. 1.2 Mio IE* Tardocillin *Inj.Lsg. 1.2 Mio IE*	**Rezidiv-Pro. rheumat. Fieber:** 1–2 x/M. 1.2 Mio IE i.m.; **Lues I u. II:** 2.4 Mio IE i.m. (verteilt auf 2 verschied. Inj. Stellen)

Laborparameter-Veränderungen (fakultativ)

↑   Kalium i.S. (Hochdosisth. mit Benzylpenicillin-Kalium), Natrium i.S. (Hochdosisth. mit Benzylpenicillin-Natrium), Transaminasen, Cholestaseparamete, Nierenfkt.parameter

Interferenzen mit Laboruntersuchungen

Wirkstoff	Laborparameter	Art der Interferenz
Benzylpenicillin	Eiweiß i. U.[c], Aminosäuren i.U. (Ninhydrin-Methode), Glucose i.U. (nichtenzym. Nachweis), Urobilinogen i.U.	falsch-positive Ergebnisse
	Albuminelektrophorese	Vortäuschung einer Pseudobisalbuminämie
	17-Ketosteroide i.U. (Methode nach Zimmermann)	Werte ↑

Chemische Inkompatibilitäten mit Injektions-/Infusionslösungen

Benzylpenicillin (Penicillin G)	Chlorpromazin-HCl, Heparin-Na, Hydrogencarbonate, Hydroxyzin-HCl, Lactate, Lincomycin-HCl, Metaraminoltartrat, Oxytetracyclin-HCl, Pentobarbital, Prochlorperazinmesylat, Tetracyclin-HCl, Thiopental-Na, Vitamin-B-Komplex, Vitamin C (Ascorbinsäure)

Wechselwirkungen

Sollten unter der Antibiotikatherapie Durchfälle auftreten, kann die Absorp. oder der enterohepatische Kreislauf anderer AM gestört und damit deren WI beeinträchtigt werden. Bei den Depotpenicillinen sollten evtl. WW von Zusatzstoffen beachtet werden.

ACE-Hemmer Aldosteron-antagonisten	Risiko K⁺ ↑ bei gleichz. Gabe von hochdosiertem Benzylpenicillin-Kalium; Vorsicht bei Pat. mit vorbestehenden Nierenfunktionsstörung: **Empfehlung:** Laborkontrolle, Gabe von Benzylpenicillinen mit balanciertem Ionenanteil
Alkohol	Beeinträchtigung des Reaktionsvermögens durch den Clemizol-Anteil des Clemizol-Penicillins im Zush. mit Alkohol möglich; bitte auch den Alkoholgehalt flüssiger Arzneizubereitungen beachten
Aminoglykoside → S. 52	synergistische Wirkverstärkung möglich; bei Mischung in einer Lösung Auslöschung der WI **in vitro** beschrieben (klinische Relevanz unklar)
Antibiotika, bakteriostatische	antibakterielle WI der bakteriziden Antibiotika ↓ bei gleichzeitiger Gabe von bakteriostatischen Wirkstoffen
Antikoagulanzien, orale	Gerinnungshemmung bei Megadosen von Benzylpenicillin u. U. ↑; klinische Überwachung empfohlen (klinische Relevanz unklar)
Thrombozytogenese/ -funktion beein-flussende AM	verändertes Gerinnungsverhalten bei Megadosen von Benzylpenicillin nicht ausgeschlossen; klinische Überwachung empfohlen (klinische Relevanz unklar)

Diuretika, K⁺-sparende	Risiko K⁺↑ bei gleichzeitiger Gabe von hochdosiertem Benzylpenicillin-Kalium; **Cave:** bei Pat. mit vorbestehenden Nierenfunktionsstörung, **Empfehlung:** Laborkontrolle, Gabe von Benzylpenicillinen mit balanciertem Ionenanteil
Heparin	Gerinnungshemmung bei Megadosen von Benzylpenicillin u. U.↑; klinische Überwachung empfohlen (klinische Relevanz unklar)
Indometacin	Eliminationshalbwertszeit von Penicillinen möglicherweise↑; Ausmaß und klinische Bedeutung unterschiedlich
Kalium(supplemente)	Risiko K⁺↑ bei gleichzeitiger Gabe von hochdosiertem Benzylpenicillin-Kalium; auch Kaliumgehalt von anderen Arzneimitteln beachten **Cave:** bei Patienten mit vorbestehenden Nierenfunktionsstörung, **Empfehlung:** Laborkontrolle, Gabe von Benzylpenicillinen mit balanciertem Ionenanteil
Kontrazeptiva, hormonale (orale)	kontrazeptive Sicherheit u. U.↓; die Anwendung einer weiteren nicht-hormonalen Verhütungsmethode wird empfohlen
Lithium	Risiko Na⁺↑ bei Gabe von Benzylpenicillinen mit hohem **Na⁺**gehalt (exogene Natriumbelastung↑, renale Exkretion↓); Benzylpenicilline mit balanciertem Ionenanteil sollten bevorzugt werden
Methotrexat	Clearance von MTX möglicherweise↓ und Risiko toxischer Methotrexat-WI↑ bei gleichzeitiger Gabe von Penicillinen
Mezlocillin → S. 14	HWZ↑ bei gleichzeitiger Anwendung von **Mezlocillin** u.a. höher dosierter Penicilline
Phenylbutazon	Eliminationshalbwertszeit von Penicillinen u. U.↑; Ausmaß und klinische Bedeutung unterschiedlich
Probenecid	tubuläre Sekretion von Penicillinen↓, dadurch Exkretion ↙, Wirkdauer↑; aber gegebenenfalls Risiko von UAW↑, Verschlechterung der Penetration von Penicillinen ins Gehirn (Penicillintransport aus dem Liquor ins Gewebe↓)
Salicylate Sulfinpyrazon	Eliminationshalbwertszeit von Penicillinen u. U.↑, Ausmaß und klinische Bedeutung unterschiedlich
Thrombozyten- aggregationshemmer	gegenseitige Verstärkung der thrombozytenaggregatorischen WI bei Megadosen Benzylpenicillin nicht ausgeschlossen; klinische Überwachung empfohlen (klinische Relevanz unklar)

1.1.2 Oralpenicilline (Phenoxypenicilline)

WM/WI: s. Benzylpenicilline (→ 5)
empf. u. resist.: s. Benzylpenicilline (→ 5); **Ind:** akute und chronische Infekt. mit Phenoxypenicillin-empfindlichen Erregern im Bereich der oberen und tiefen Atemwege, des Mund- und Kieferbereiches mit Zahnherd als Ausgangspunkt, der Haut, Scharlach und -prophyaxe, Rezidivpro. bei rheumat. Fieber, Endokarditisprophylaxe
UW/KI: s. Benzylpenicilline (→ 5); **Ink** (Penicilline): Methotrexat, Tetracycline

Azidocillin Rp	HWZ 1 h
Infectobicillin H *Tbl. 750mg*	HNO-, Atemwegs-, Hautinf., Scharlach: 2 x 750mg p.o.; **Ki.** > 6J.: s. Erw.

PenicillinV (Phenoxymethylpenic.) Rp HWZ 35min, Qo 0.6, PPB 71–89%, PRC B, Lact+	
Arcasin *Tbl. 1, 1.5Mio IE; Saft (5ml = 0.3 Mio IE)*; *Trockensaft (5ml = 0.3Mio IE)* **Infectocillin** *Tbl. 1, 1.5 Mio IE; Saft (5ml = 0.25, 0.3, 0.4, 0.5Mio IE)* **Isocillin** *Tbl. 1.2Mio IE; Trockensaft (5ml = 0.3Mio IE)* **Ispenoral** *Tbl. 1, 1.5 Mio IE;* **Megacillin oral** *Tbl. 0.6, 1, 1.5Mio IE; Trockensaft (5ml = 0.3Mio IE)* **Penhexal** *Tbl. 1, 1.5Mio IE; Trockensaft (4ml = 0.32Mio IE)* **Penicillin V ratioph.** *Tbl. 1, 1.5Mio IE; Trockensaft (5ml=0.4Mio IE)*	HNO-, Atemwegs-, Haut-, Mund-Kiefer-Zahn-Inf., Endokarditis-, Rezidiv-Pro. des rheumat. Fiebers, Scharlach, Erysipel, Lymphadenitis: 3 x 0.6–1.5 Mio IE p.o.; **Ki.** 4 M.–12J.: 40000–60000 IE/kg/d p.o. in 3–4 Einzeldosen; **DANI** GFR > 15: 100%; < 15: 2 x 0.6–1.5 Mio IE

Propicillin Rp	HWZ 0.5–1h, Qo 0.7, PPB 80–85%
Baycillin *Tbl. 1Mio IE*	**IND** s. Penicillin V: 3 x 1 Mio IE p.o.

Laborparameter-Veränderungen (fakultativ)

↑	Nierenfunktionsparameter
↓	Leukozyten (Differenzierung empfohlen), Thromb, Hb, Hk, Estriol i.S./i.U. (bei Schwangeren unter Gabe von Phenoxymethylpenicillin)

Interferenzen mit Laboruntersuchungen

Wirkstoff	Laborparameter	Art der Interferenz
Propicillin	Ninhydrin-Reaktion	falsch-positive Ergebnisse
Penicillin V/ Propicillin	Glucose i.U. (nichtenzymatische Methoden)	
Penicillin V/ Propicillin	Urobilinogen	

Wechselwirkungen

Sollten unter der Antibiotikatherapie Durchfälle auftreten, kann die Absorption oder der enterohepatische Kreislauf anderer AM gestört und damit deren WI beeinträchtigt werden.

Acetylsalicylsäure	Ausscheidung von **Phenoxypenicillinen** ↙
Aminoglykoside → S. 52	gegenseitige Verstärkung der antibakteriellen WI, regelmäßige Kontrolle der Nierenfunktion empfohlen; nach Darm-dekontamination mit **oral** applizierte Aminoglykosiden (z. B. **Neomycin**) u. U. Beeinträchtigung der Absorption von **Penicillin V**
Antibiotika, bakteriostatische	antibakterielle WI der bakteriziden Antibiotika ↓ bei gleichzeitiger Gabe von bakteriostatischen Wirkstoffen
Indometacin	Ausscheidung von **Penicillin V** ↙
Kontrazeptiva, hormonale (orale)	kontrazeptive Sicherheit u. U. ↓ ; die Anwendung einer weiteren nichthormonalen Verhütungsmethode wird empfohlen
Phenylbutazon	Ausscheidung von **Phenoxypenicillinen** ↙
Probenecid	Ausscheidung der Penicilline ↙
Sulfinpyrazon	Ausscheidung von **Penicillin V/Propicillin** ↙

1.1.3 Beta-Lactamase-resistente Penicilline (Isoxazolylpenicilline)

WM/WI: s. Benzylpenicilline (→ 5), Stabilität gegen b-Lactamasen
empf. u. resist.: gute Aktivität gg. β-lactamasebildende Staphylokokken; bei den übrigen grampositiven Bakterien jedoch schwächere Aktivität als Penicillin G
Ind: lokale oder system. Infektionen mit Penicillin-G-resistenten Staphylokokken (z.B. Osteomyelitis, Mastitis, Infekt. der oberen und tiefen Atemwege, Enterokolitis, postoperative Wundinfektion, Furunkel, Karbunkel, Panaritien, Impetigo contagiosa, Phlegmonen, Abszesse)
UW/KI: s. Benzylpenicilline (→ 5)

Dicloxacillin Rp	HWZ 0.7h, Qo 0.6, PPB 97%, PRC B, Lact ?
Infectostaph *Kps. 250mg*	**Staph.-Inf.:** 4 x 0.5–1g p.o.; **Ki.–3M.:** 3 x 30–50mg/kg; **3M.–1J.:** 4 x 125–250mg; **1–6J.:** 4 x 250–500mg; > **6J.** s. Erw.; **DANI** term. NI: 3 x 1g

Flucloxacillin Rp	HWZ 0.7–1h, Qo 0.3, PPB 92–96%
Fluclox *Inf.Lsg. 1, 2g* **Flucloxacillin Curasan** *Inf.Lsg. 1, 2g* **Staphylex** *Tbl. 250, 500mg; Trockensaft (20ml = 1g); Inf.Lsg. 0.25, 0.5, 1, 2g*	**Staph.-Inf.:** 3 x 1g p.o.; 3 x 1–2g i.v., max. 12g/d p.o./i.v.; **Ki.** < 6J.: 40–50mg/kg/d p.o./i.v. in 3 ED; **6–10J.:** 3 x 250–500mg p.o./i.v.; **10–14J.:** 3–4 x 500mg p.o./i.v.; **DANI** GFR 18: 4 x 1.5g; 8: 3 x 1.5g; 2: 3 x 1g; 0.5: 1 x 2g

Methicillin	**wegen Toxizität nicht mehr im Handel**

Verwendung nur noch zur Resistenzprüfung bei Staphylokokken:; **MRSA** = Methicillin-resistant-Staphylococcus-aureus; **MSSA** = Methicillin-sensitive-Staphylococcus-aureus

Oxacillin Rp	HWZ 23–45min, Qo 0.6, PPB 97%, PRC B, Lact +
Infectostaph *Inf.Lsg. 0.5, 1g*	**Staph.-Inf.:** 4 x 0.5–1g i.v.; **Ki. bis 3M.:** 2 x 20mg/kg i.v.; bis 1J.: 4 x 20mg/kg i.v.; **1–6J.:** 4 x 250–500mg i.v.; > **6J.:** s. Erw.

Laborparameter-Veränderungen (fakultativ)

↑	Eos, SGOT, SGPT, AP, Cholestaseparameter, Nierenfunktionsparameter, Harnsäure i.S. (Flucloxacillin)
↓	Leukos (Differenzierung empfohlen), Hb, Hk, Erythrozyten, Thrombo

Interferenzen mit Laboruntersuchungen

Wirkstoff	Laborparameter	Art der Interferenz
Isoxazolylpenicilline	Ninhydrin-Test, Glucose i. U. (Nichtenzym. Methoden), Urobilinogen i. U., Protein i. U.	falsch-positive Ergebnisse

Chemische Inkompatibilitäten mit Injektions-/Infusionslösungen

Flucloxacillin	sollte nicht mit anderen Arzneimitteln gemischt werden; das gilt besonders für Blutzubereitungen, eiweiß-/lipid-/aminosäurehaltige Infusionslösung. Als Trägerlösungen sind Aqua ad inj., NaCl 0,9%, Glucose 5% und 1/6 M Natriumlactatlösung zulässig
Oxacillin	Aminoglykoside

Wechselwirkungen

Sollten unter der Antibiotikatherapie Durchfälle auftreten, kann die Absorption oder der enterohepatische Kreislauf anderer AM gestört und damit deren WI beeinträchtigt werden.

Acetylsalicylsäure	Serumkonz. von **Dicloxacillin/Oxacillin** ↑ (Verdrängung aus der PPB), ggf. Risiko UAW ↑
Acylaminopenicilline → S. 14	Risiko von Leberfunktionsstörung ↑ bei gleichzeitiger Gabe von Acylamino- u. Isoxazolylpenicillinen; kompetitive Hemmung der renalen Exkret. von **Oxacillin**, Plasmakonzentration ↑ (DA bei Pat. mit schweren Nierenfkt.stör.!), ggf. UAW-Risiko ↑; HWZ bei gleichz. Anwendung von **Mezlocillin** u.a. höher dosierter Penicilline ↑
Aminoglykoside	gegenseitige Verstärkung der antibakteriellen WI
Antibiotika, bakteriostatische	antibakterielle WI der bakteriziden Antibiotika ↓ bei gleichzeitiger Gabe von bakteriostatischen Wirkstoffen

Antikoagulanzien, orale	Verdrängung von **Phenprocoumon** aus der PPB durch **Isoxazolylpenicilline** nicht ausgeschlossen; Abbau von **Warfarin** ↑ bei gleichzeitiger Gabe von **Dicloxacillin**[a], Thromboserisiko ↑, Kontrolle der INR und ggf. DA
Chinin	antibakt. WI von **Oxacillin** durch Chinin **in vitro** ↓; gleichzeitige Anwendung mit kontinuierlicher mikrobiologischer Kontrolle
Cyclophosphamid	antibakterielle WI von **Cloxacillin**[b,c,d] ↓
Danaparoid	pharmakokinetische und -dynamische WW mit **Cloxacillin**[e], wahrscheinlich keine oder nur marginale klinische Bedeutung; klinische Kontrolle empfohlen[a]
Lithium	Risiko Na$^+$ ↑ bei Verwendung von Penicillinen mit hohem **Natrium**gehalt (exogene Natriumbelastung ↑, renale Exkretion ↓); Kontrolle der Natriumkonzentration
Methotrexat	erhöhtes Risiko von MTX-UAW möglich, TDM und BB-Kontrolle empfohlen
Pentobarbital	systemische Verfügbarkeit von **Oxacillin** ↑ (First-Pass-Effekt ↓)[f]
Phenytoin	Verdrängung von Phenytoin aus der PPB durch **Oxacillin**[g]/**Dicloxacillin**, Einzelfallbericht einer klinisch relevanten WW zwischen **Oxacillin** und Phenytoin bei einem Patienten mit Hypalbuminämie; TDM[h] und klin. Monitoring empfohlen, ggf. DA
Probenecid	renale Elimination der Isoxazolylpenicilline ✓
Rifampicin	gegenseitige Verstärkung der antibakteriellen WI bei gleichzeitiger Gabe von Rifampicin und **Oxacillin** möglich[i]
Sulfonamide → S. 64	Absorption von **Dicloxacillin** ↓; durch einige Sulfonamide auch Verdrängung von **Dicloxacillin/Oxacillin** aus der PPB; klinisches Ausmaß nicht vorhersagbar, Komb. meiden

[a] Für Cloxacillin Nachweis eines milden prokoagulatorischen Effektes
[b] Isoxazolylpenicillin, in Deutschland nicht im Handel, aber Leitsubstanz auf der WHO-Liste der essenziellen Arzneimittel
[c] Basis: Infektionsmodell Tier
[d] Mechanismus: durch das Zytostatikum Monozyten und Granulozyten signifikant ↓ mit dem Ergebnis einer (im Vergleich zur Kontrollgruppe) stärkeren Bakterienvermehrung im Infektionsherd
[e] Basis: pharmakodynamische/pharmakokinetische Studie an gesunden Probanden
[f] Basis: pharmakokinetische US am Tier
[g] wahrscheinlich nur bei höheren parenteralen Antibiotikadosierungen und/oder Pat. mit Hypalbuminämie und/oder Urämie klinisch relevant
[h] Gesamtphenytoinkonzentration vermutlich unverändert, aber größerer freier Anteil (wenn möglich diesen bestimmen)
[i] Basis: **In-vitro**-US bei hohen Antibiotikakonz., in niedrigen Konz. eher indifferent

1.1.4 Breitbandpenicilline (Aminobenzylpenicilline)

WM/WI: s. Benzylpenicilline (→ 5); Erweiterung des Spektrums in den gramneg. Bereich
empf.: i. Vergleich zu Penicillin G zusätzlich Enterokokken, H.influenzae, E.coli, Listerien,
P.mirabilis, Salmonellen, Shigellen; **resist.:** B.fragilis, Pseudomonas, E.faecium, Nocardia,
Mykoplasmen, Chlamydien, Beta-Lactamasebildner, Klebsiellen, Yersinien
Ind: akute und chronische Infekt. mit Aminobenzylpenicillin-empfindlichen Erregern,
u.a. Infekt. der oberen und tiefen Atemwege (einschließlich Pertussis), Harnwegs- und
Infekt. der Geschlechtsorgane (einschließlich Gonorrhö), Infekt. des GIT und der
Gallenwege, Infekt. von Haut und Weichteilen, Typhus (einschließlich Sanierung von
Dauerausscheidern), Listeriose, Endokarditisprophylaxe, Ostitis/Osteomyelitis
UW/KI: s. Benzylpenicilline (→ 5); **KI** (Ampicillin, Amoxicillin): infektiöse Mononukleose
Ink (Ampicillin, Amoxicillin): Allopurinol

Amoxicillin Rp	HWZ 1–2h, Qo 0.12, PPB 17–20%, PRC B, Lact +
Amoxicillin ratioph. *Tbl. 500, 750, 1000mg; Brausetbl. 1000mg; Granulat 1g; Trockensaft (1Messl.=250, 500mg)* **Amoxihexal** *Tbl. 500, 750, 1000mg; Brausetbl. 1000mg; Saft (1 Messl. = 250, 500mg)* **Amoxypen** *Tbl. 500, 750, 1000mg; Trockensaft (1 Messl. = 250, 500mg)* **Easymox** *Kautbl. 1g; Trinktbl. 250mg* **Infectomox** *Tbl. 1g; Brausetbl. 1g; Trockensaft (1 Messl. = 250, 500, 750mg)* **Jutamox** *Tbl. 500, 750, 1000mg;*	HNO-, **Atemwegs-, Harnwegs-, Magen-Darm-Trakt-, Haut-, Weichteilinf., Listeriose, Osteomyelitis:** 3 x 750–1000mg p.o.; **Ki.** < **6J.:** 50mg/kg/d in 3–4 Einzeldosen; **6–12J.:** 900–2000mg/d in 3–4 Einzeldosen; **Endokarditis-Pro.:** 3g p.o. 3h vor Eingriff; **Ki.:** 50mg/kg; **H.P.-Eradikation:** 2 x 1g p.o. + 2 x 500mg Clarithromycin + 2 x 20mg Omeprazol; **DANI** GFR: 20–30: 66%; < 20: 33%

Ampicillin Rp	HWZ 0.9h, Qo 0.06, PPB 20%, PRC B, Lact +
Ampicillin ratioph. *Tbl. 1g; Inf.Lsg 0.5, 1, 2, 5g* **Binotal** *Inf.Lsg. 1, 2, 5g*	HNO-, **Atemwegs-, Harnwegs-, Magen-Darm-Trakt-, Haut-, Weichteilinf., Listeriose, Osteomyelitis, Typhus, Meningitis, Endokarditis:** 2-6g/d p.o. in 3–4 ED; 1.5–6g/d i.v. in 2–4 ED, max. 15g/d; **Ki.** > **6J.:** s. Erw.; < **6J.:** 100 (–150–200) mg/kg/d p.o./i.v. in 3–4 ED; **Meningitis** < **6J.:** 200–400mg/kg/d i.v.; **DANI** GFR: 20–30: 66%; < 20: 33%

Laborparameter-Veränderungen (fakultativ)

↑	SGOT, SGPT, Eos, Nierenfunktionsparameter, Blutungszeit: Amoxi-/Ampicillin, Prothrombinzeit: Amoxi-/Ampicillin
↓	Leukozyten (Differenzierung empfohlen), Erythrozyten, Thrombos, Hb/Hk

Interferenzen mit Laboruntersuchungen

Wirkstoff	Laborparameter	Art der Interferenz
Amoxicillin/ Ampicillin	Glucose i.U. (nichtenzymatische Methoden), Urobilinogen i.U.	falsch-positive Ergebnisse

Chemische Inkompatibilitäten mit Injektions-/Infusionslösungen

Ampicillin	sollte grundsätzlich separat appliziert und keinesfalls mit Aminoglykosiden, sowie parenteral applizierbaren Tetracyclinen gemischt werden. Als Trägerlösungen werden NaCl 0,9%, Glucose 5%, Fruktose 5% empfohlen

Wechselwirkungen

Sollten unter der Antibiotikatherapie Durchfälle auftreten, kann die Absorption oder der enterohepatische Kreislauf anderer AM gestört und damit deren WI beeinträchtigt werden.

Allopurinol	Exanthemrisiko ↑
Amilorid	Bioverfügbarkeit von **Amoxicillin** ↓; klinische Relevanz unklar[a]
Antibiotika, bakteriostatische	antibakterielle WI der bakteriziden Antibiotika ↓ bei gleichzeitiger Gabe von bakteriostatischen Wirkstoffen
Antikoagulanzien, orale	Blutungsneigung ↑ bei gleichzeitiger Gabe von **Amoxicillin** (Einzelfallbericht zu **Amoxicillin-Warfarin** – Abbau von Warfarin evtl. ↓)
Atenolol	Absorption von Atenolol ↓ bei gleichz. Gabe von **Ampicillin** (RR-Kontrolle meist unbeeinflusst, jedoch Belastungstachykardie ↑, evtl. klinische Auswirkungen bei Patienten mit KHK nicht bekannt)
Chloroquin und Derivate	Absorption von **Ampicillin** ↓ bei gleichzeitiger Gabe von Chloroquin
Digoxin	Absorption von Digoxin ↑ bei gleichzeitiger Gabe von **Amoxicillin**; TDM und ggf. DA
Disulfiram	"Aldehydsyndrom" bei Disulfiramgabe während einer **Bacampicillin**therapie[b]
Glyceride, mittelkett.	Absorption von **Ampicillin** ↑; klinische Bedeutung unbekannt
Kontrazeptiva, hormonale (orale)	kontrazeptive Sicherheit u. U. ↓[c, d]; die Anwendung einer weiteren nichthormonalen Verhütungsmethode wird empfohlen
Methotrexat	erhöhtes Risiko von MTX-UAW möglich, TDM und BB-Kontrolle empfohlen
Mezlocillin → S. 14	HWZ bei gleichzeitiger Anwendung von **Mezlocillin** u.a. höher dosierter Penicilline ↑
Muko-/Sekretolytika	Penetration von **Amoxicillin** ins Lungengewebe ↑ bei gleichzeitiger Gabe von Ambroxol/Bromhexin; bei gleichzeitiger Gabe von **Acetylcystein** und Penicillinen u. U. chemische WW (klinische Relevanz unterschiedlich, zeitversetzte Einnahme empfohlen)

Naproxen	Einzelfallbericht: Entwicklung einer interstitiellen Nephritis m. nephrot. Syndr. bei gleichzeitiger Gabe von Amoxicillin u. Naproxen
Nifedipin	Verstärkte Absorption von Amoxicillin, klinische Relevanz unklar
Probenecid	renale Ausscheidung der Penicilline ✓
Valaciclovir	Darmpassage von Valaciclovir in Anwesenheit von **Ampicillin/ Amoxicillin**[c] ↓; klinische Bedeutung unklar (WI des Virustatikums durch Absorptionsminderung u. U. ↓)

[a] Basis: pharmakokin. US an gesunden Probanden

[b] im Stoffwechsel von Bacampicillin nach Esterspaltung entstehen Acetaldehyd und Ethanol. Wenn durch Disulfiram der weitere Abbau von Acetaldehyd blockiert wird, können sich klin. Symptome wie Übelkeit/Erbrechen, Verwirrtheitszustände und kardiovaskuläre Störungen manifestieren.

[c] mit Ausnahme von Einzelfallberichten gibt es kaum Hinweise darauf, die die Beeinträchtigung der kontrazeptiven Sicherheit hormonaler Verhütungsmittel signifikant belegen. Epidemiologische US ergaben für die meisten häufig verordneten, oralen Antibiotika keine signifikanten Unterschiede in der kontrazeptiven Sicherheit. Es gibt jedoch keine prädiktiven Faktoren, die es erlauben, Frauen mit ↑ Risiko (dass die hormonale Kontrazeption versagt), aus der Gesamtpopulation herauszufiltern.

[d] aufgrund des breiten Wirkungsspektrums der Aminopenicilline ist damit zu rechnen, dass die Darmflora stärker beeinträchtigt wird als bei Schmalspektrumwirkstoffen, damit ist zumindest theoretisch die Möglichkeit gegeben, dass der enterohepatische Kreislauf der "Pillenhormone" empfindlich gestört werden kann. Durch Bacampicillin wird die Darmflora kaum gestört, da das wirksame Ampicillin erst nach der Darmpassage aus dem Ester freigesetzt wird.

[e] Basis: Tierversuch (**In-situ**-Perfusion)

1.1.5 Breitbandpenicilline mit Pseudomonaswirkung (Acylaminopenicilline)

WM/WI: s. Benzylpenicilline (→ 5)
empf. u. resist.: weitgehend identisch mit Breitbandpenicillinen; (Piperacillin): zusätzlich gute Aktivität bei Pseudomonas aeruginosa; **Ind:** akute und chron. Infektion durch Acylaminopenicillin-empfindliche Erreger, u.a. Sepsis, Endokarditis, Meningitis, Peritonitis, Infektion der tiefen Atemwege, GIT-Infekt., inklusive Salmonellosen; Infekt. der Gallenwege, Nieren, ableitenden Harnwege, Geschlechtsorgane, inkl. Gonorrhö; Infekt. in Gynäkologie und Geburtshilfe, Infekt. der Knochen und Weichteile, infizierte Verbrennungen und Verletzungen, Infektionsgefahr bei Pat. mit ↑ Abwehrlage, perioperative Kurzzeitprophylaxe/Frühtherapie in Abhängigkeit vom Risikofaktoren und Kontaminationsgefährdung; **UW/KI:** s. Benzylpenicilline (→ 5)

Mezlocillin	Rp	HWZ 0.7–1.1h, Q₀ 0.4, PPB 30–40%, PRC B, Lact ?

Baypen Inf.Lsg. 0.5, 1, 2, 4g	**Sepsis, Endokarditis, Meningitis, Peritonitis, Pneumonie, abdom., gynäkol., Knochen-, Weichteilinf.:** 3 x 2–5g i.v., bis 2 x 10g i.v.; **Ki. < 3kg:** 2 x 75mg/kg; **> 3kg–14J.:** 3 x 75mg/kg; **DANI** GFR > 10: 100%; < 10: Dosisintervall 12h, max. 2 x 5g

Piperacillin Rp	HWZ 1h, Qo 0.3, PPB 16–21%, PRC B, Lact +
Piperacillin Curasan *Inf.Lsg.* 1, 2, 4g **Piperacillin Eberth** *Inf.Lsg.* 2, 4g **Piperacillin Fresenius** *Inf.Lsg.* 1, 2, 4g **Piperacillin Hexal** *Inf.Lsg.* 1, 2, 3, 4g **Piperacillin Hikma** *Inf.Lsg.* 1, 2, 4g **Piperacillin ratioph.** *Inf.Lsg.* 1, 2, 4g	**Ind** s. Mezlocillin: 6–12g/d i.v. in 2–4 ED, max. 24g/d; **Ki.** < 2kg: 150mg/kg/d i.v. in 3 ED; > 2kg: 300mg/kg/d in 3–4 ED; **1 M.–12 J:** 100–200mg/kg/d in 2–4 ED; **DANI** GFR 40–80: max. 4x4g; 20–40: 3x4g; < 20: 2 x 4g; HD: 3x2g

Laborparameter-Veränderungen (fakultativ)

↑	SGOT, SGPT, AP, Bili, Crea i.S., Harnsäure-N i.S., (direkter) Coombs-Test (positiv)
↓	Kalium i.S.

Interferenzen mit Laboruntersuchungen

Wirkstoff	Laborparameter	Art der Interferenz
Acylaminopenicilline	Eiweiß i.U (Eiweißbestimmung mit Teststäbchen auf der Basis der Bromphenolblau-Reaktion nicht beeinflusst), Glucose i. U. (nichtenzym. Methoden), Urobilinogen i. U., Ninhydrin-Probe	falsch-positive Ergebnisse

Chemische Inkompatibilitäten mit Injektions-/Infusionslösungen

Mezlocillin	Aminoglykoside, parenteral applizierbare Tetracycline, Thiopental-Na, Prednisolamat, Procain 2%, Suxamethoniumchlorid, Norepinephrin; es sollten zum Mischen/Verdünnen keine wenig gebräuchlichen Infusionslsg. verwendet werden. Als Trägerlösungen werden Glucose 10%, NaCl 0,9%, Ringer-Lösung empfohlen.
Piperacillin	Natriumhydrogenkarbonat

Wechselwirkungen

Sollten unter der Antibiotikatherapie Durchfälle auftreten, kann die Absorption oder der enterohepatische Kreislauf anderer AM gestört und damit deren WI beeinträchtigt werden.

Acetylcystein	WI[a] von **Piperacillin** gegen Pseudomonas spp. **in vitro** ↓ (wahrscheinlich aufgrund eines bakteriostatischen Eigeneffektes von Acetylcystein)
ASS, Salicylate	Penicillinkonzentration ↑, Ausscheidung des Penicillins ↗; u. U. Blutungsrisiko ↑
Aminoglykoside → S. 52	WI von Aminoglykosiden[b] ↓ bei hohen Konzentrationen von Piperacillin (Inaktivierung des Aminoglykosids)[c]; TDM[d]

Antibiotika, bakteriostatische	antibakterielle WI der bakteriziden Antibiotika ↓ bei gleichzeitiger Gabe von bakteriostatischen Wirkstoffen
Antikoagulanzien, orale **Thrombozytogenese/-funktion beeinflussende AM**	Gerinnungsneigung/Blutungsneigung ↑ bei gleichzeitiger Anwendung von Acylaminopenicillinen; klinische und paraklinische Therapiekontrolle; ggf. DA empfohlen
Arzneimittel, hepatotoxische	Risiko von Leberfunktionsstörungen ↑ bei gleichzeitiger Anwendung von Acylaminopenicillinen
Cefotaxim → S. 23	Risiko UAW von **Cefotaxim** ↑ bei gleichzeitiger Gabe von **Mezlocillin** (v.a. bei Pat. mit Nierenfunktionsstörung); DA von Cefotaxim ab einer Kreatininclearance < 40 ml/min empfohlen
Ciprofloxacin → S. 63	Risiko UAW von Ciprofloxacin ↑ bei gleichzeitiger Gabe von **Azlocillin** (vermutl. Abbau der Chinolons ↓); klinische Relevanz für andere Acylaminopenicilline nicht bekannt; additiv ↑ antimikrobielle WI von **Piperacillin** (m./o. Tazobactam)
Heparin	Gerinnungsneigung/Blutungsneigung ↑ bei gleichzeitiger Anwendung von Acylaminopenicillinen; klinische und paraklinische Therapiekontrolle; ggf. DA empfohlen
Indometacin	Penicillinkonzentration ↑; Ausscheidung des Penicillins ↙
Isoxazolylpenicilline → S. 9	Risiko von Leberfunktionsstörungen ↑ bei gleichzeitiger Anwendung von Acylamino- und Isoxazolylpenicillinen; kompetitive Hemmung der renalen Exkretion von **Oxacillin**, Plasmakonzentration ↑ (DA bei Pat. mit schweren Nierenfunktionsstörung!), gegebenenfalls UAW-Risiko ↑; HWZ bei gleichzeitiger Anwendung von **Mezlocillin** u.a. höher dosierter Penicillin ↑
Methotrexat	erhöhtes Risiko von MTX-UAW möglich, TDM und BB-Kontrolle empfohlen
Muskelrelaxanzien, nichtdepolarisierende	Muskelrelaxation verlängert und ↑ bei gleichzeitiger Anwendung von Acylaminopenicillinen (Verlängerung der muskelrelax. WI von Vecuronium durch Mezlocillin um 38%, durch Piperacillin um 46%; Einzelfallbericht über Wiederkehr der neuromuskulären Blockade nach Gabe von Piperacillin)
Penicilline → S. 5	HWZ bei gleichzeitiger Anwendung von **Mezlocillin** u.a. höher dosierter Penicilline ↑; kompetitive Hemmung der renalen Exkretion von **Oxacillin**; Plasmakonzentration ↑ (DA bei Pat. mit schweren Nierenfunktionsstörungen), ggf. UAW-Risiko ↑
Phenylbutazon	Penicillinkonzentration ↑; Ausscheidung des Penicillins ↙
Probenecid	renale Ausscheidung der Acylaminopenicilline ↙
Sulfinpyrazon	Penicillinkonzentration ↑; Ausscheidung des Penicillins ↙

Thrombozyten-aggregationshemmer	Gerinnungshemmung/Blutungsneigung ↑ bei gleichzeitiger Anwendung von Acylaminopenicillinen; klinische und paraklinische Therapiekontrolle; ggf. DA
Tobramycin	AUC, renale Clearance und renale Ausscheidung von Tobramycin ↓ bei gleichzeitiger Gabe von **Piperacillin** (wahrscheinlich auf der Basis einer In-vivo- und In-vitro-Inaktivierung des Aminoglykosids)[e]

[a] signifikant↑ MHK nach Zugabe von ACC im Vergleich zur MHK unter dem Antibiotikum allein
[b] Netilmicin möglicherweise von dieser WW nicht betroffen
[c] bei Pat. mit (chron.) Nierenversagen beobachtet
[d] die Proben sollten eingefroren werden, um eine**In-vitro**-Inaktivierung zu verhindern.
[e] möglicherw. auch mit anderen Aminoglykosiden

1.2 Betalactamaseinhibitoren

WM/WI: Hemmung von Betalactamasen und z.T. Bindung an einige Penicillin-bindende Proteine; Schutz der Betalactame vor Zerstörung durch die Betalactamasen, dadurch Erweiterung des Spektrums auf Betalactamase-produzierende Erreger wie z.B. Staphylokokken, M. catarrhalis, E. coli, H. influenzae, Klebsiellen, Proteus, Gonokokken, B. fragilis
empf.: Erweiterung des Spektrums von Penicillinen um β-Lactamasebildende Stämme von Staphylokokken, M. catarrhalis, E. coli, H. influenzae, Klebsiellen, Proteus, Gonokokken, B.fragilis; nur zusammen mit Betalaktamantibiotika wirksam!
Ind: Therapie mittelschwerer bis schwerer Infekt. in Komb. mit Betalactamen wie z. B. Mezlocillin, Piperacillin, Cefotaxim, Cefoperazon (nur Sulbactam frei kombinierbar)

Clavulansäure	HWZ 60-75 min
nur in Kombination s.u.	

Sulbactam	HWZ 1–2 h, Q_0 0.13, PPB 38%
Combactam *Inf.Lsg. 0.5, 1g*	3–4 x 0.5–1g i.v. ; **DANI** GFR 15–30: max. 2g/d; <15: max. 1g/d; HD: 1g alle 48h

Tazobactam	
nur in Kombination s.u.	

Achtung!

Unter der Kombination **Amoxicillin-Clavulansäure** scheinen schwere Störungen der Leberfunktion häufiger vorzukommen als unter Amoxicillin allein. Während einer solchen Therapie sollten die Leberfunktionsparameter regelmäßig kontrolliert werden (Bestimmung von Basiswerten vor Therapiebeginn empfehlenswert).

Interferenzen mit Laboruntersuchungen

Keine bekannten Interferenzen der Antibiotika beachten.

Chemische Inkompatibilitäten mit Injektions-/Infusionslösungen	
Sulbactam	Aminoglykoside, Metronidazol, parenteral appl. Tetracycline, Thiopental-Na, Prednisolon, Procain 2%, Suxamethoniumchlorid, Norepinephrin. Als Trägerlösungen werden Aqua ad inj., NaCl 0,9%, Glucose 5% und Ringerlaktat-Lösung empfehlen.
Antibiotikum/ Inhibitor- Kombination	Inkompatibilitäten des Antibiotikums beachten

Wechselwirkungen

Es gibt keine Hinweise darauf, dass unter Komb. aus β-Lactam-Antibiotika und Betalactamase-Inhibitoren andere WW auftreten als die, die aus der Anwendung der Antibiotikakomponente als Monotherapie bekannt sind.

Probenecid	Ausscheidung von Sulbactam ✓

1.2.1   Breitbandpenicilline + Betalactamaseinhibitoren

Ampicillin + Sulbactam Rp   PRC B, Lact +

Ampicillin/Sul Ka *Inf.Lsg. 1+0.5g, 2+1g* Ampicillin + Sulbactam Deltaselect *Inf.Lsg 1+0.5g; 2+1g* Ampicillin Hexal comp. *Inf.Lsg 1+0.5g; 2+1g* Ampicillin ratioph. comp. *Inf.Lsg 0.5+0.25g; 1+0.5g; 2+1g*	Atemwegs-, Harnwegs-, Haut-, Weich-teil-, abd. Inf.: 3–4 x 1.5–3g i.v.; Ki. <1. W.: 75mg/kg/d i.v. in 2 Einzeldos.; > 1. W.: 150mg/kg/d in 3–4 Einzeldos.; DANI > 30: 100%; 15–30: Dos.Intervall 12h; 5–14: 24h; < 5: 48h

Amoxicillin + Clavulansäure Rp   PRC B, Lact +

Amoclav plus *Tbl. 500+125mg, 875+125mg; Trockensaft (5ml = 125+31.25, 250+62.5, 400+57mg); Inf.Lsg. 500+100, 1000+200, 2000+200mg* Amoxidura plus *Tbl. 500+125mg, 875+125mg; Trockensaft (10ml = 250+62.5, 500 +125mg)* Augmentan *Tbl. 500+125, 875+125mg; Trockensaft (10ml = 250+62.5, 500+125mg, 800+114mg); Gtt. (10ml = 500+125mg); Inf.Lsg. 250+25, 500+100, 1000+200, 2000+200mg*	Atemwegs-, Harnwegs-, Haut-, Weich-teil-, abd. Inf.: 3 x 500 + 125mg p.o.; 2 x 875 + 125mg p.o.; 3 x 1000–2000 + 200mg i.v.; Ki.< 2J: 30 + 7.5mg/kg/d p.o. in 2 Einzeldos.; 2–12J.: 70 + 10mg/kg/d p.o. in 2 Einzeldos.; DANI GFR 10–30: 2 x 500 + 125mg p.o.; ini 1000 + 200mg, dann 2 x 500 + 100mg i.v.; < 10: 1 x 500 + 125mg p.o.; ini 1000 + 200mg, dann 1 x 500 + 100mg

Piperacillin + Tazobactam Rp	PRC B, Lact +
Tazobac *Inf.Lsg 2+0.5g; 4+0.5g*	**Abd. Inf., Atemwegs-, Haut-, Weichteil-infektion:** 3 x 4 + 0.5g i.v.; **Ki. 2–12J:** 3 x 100 + 12.5mg/kg i.v.; **DANI** GFR: > 20: 100%; 2–19, HD: 2 x 4 + 0.5g
Sultamicillin Rp	
Unacid PD *Tbl. 375mg; Trockensaft (1 Messl. = 375mg)*	**Atemwegs-, Harnwegs-, Haut-, Weichteilinfektion:** 2 x 375–750mg p.o.; **Ki.** 50mg/kg/d p.o. in 2 Einzeldosen; **DANI** GFR 5–14: 1 x 375–750mg; < 5: 375–750mg alle 2d

1.3 Cephalosporine

1.3.1 Parenterale Cephalosporine Gruppe 1 (Cefazolin-Gruppe)

WM/WI: s. Benzylpenicilline (→ 5); penicillinasefest
empf.: Staphylo-, Strepto-, Meningo- u. Pneumokokken; E.coli, Klebsiella, Prot.mirabilis, H. influenzae; **resist.:** Enterokokken, Pseudomonas, Acinetobact., Listerien, Chlamydien, Mykoplasmen, gramneg. Beta-Lactamasebildner
Ind: akute und chron. bakterielle Infekt. mit Cefazolin-empfindlichen Erregern, u.a. Atemwegsinfektionen, Infektionen der Niere, ableitenden Harnwege und der Geschlechtsorgane, der Haut/Weichteile, der Gallenwege, der Knochen/Gelenke; Sepsis, Endokarditis, perioperative Prophylaxe bei infektionsgefährdeten Operationen
UW: allergische Hautreaktionen, Lyell-Syndrom, Anaphylaxie, Nausea, Erbrechen, Diarrhoe, Transaminasen ↑, Cholestase, interstitielle Pneumonie, BB-Veränderungen, hämolytische Anämie, Kreatinin ↑, interstitielle Nephritis, Superinfektion durch Bakterien oder Sprosspilze
KI: Überempf.; Cave in SS/SZ
Ink: Alkohol

Cefazolin Rp	HWZ 2h, Qo 0.06, PPB 65–92%, PRC B, Lact +
Basocef *Inf.Lsg. 1, 2g* **Cefazolin Hexal** *Inf.Lsg. 2g* **Cefazolin Saar** *Inf.Lsg. 2g* **Cephazolin Fresenius** *Inf.Lsg. 1, 2g*	**Atem-, Harn-, Gallenweg-, Haut-, Knocheninf., Sepsis, Endokarditis: gram⊕ Err.:** 1.5–2g/d; **gram⊖ Err.:** 3–4g/d i.v. in 2–3 Einzeldos., max 12g/d; **Ki. > 2M.:** 25–50mg/kg in 3–4 Einzeldos., max. 100mg/kg/d; **DANI** GFR > 35: 100%; 10–34: 50% alle 12h; < 10: 50% alle 18–24h

Laborparameter-Veränderungen (fakultativ)

↑	SGOT, SGPT, AP, LDH, Bili i.S., Crea i.S., Hns-N i.S., Eos, Thrombos, Lymphos
↓	Leukos (Differenzierung empfohlen), Thromb

Interferenzen mit Laboruntersuchungen

Wirkstoff	Laborparameter	Art der Interferenz
Cefazolin	Glucose i.U. (nichtenzym.)	falsch-positive Resultate
	direkter/indirekter Coombs-Test	positives Testergebnis (kann auch bei Neugeborenen auftreten, deren Mütter vor der Entbindung Cephalosporine bekamen)

Chemische Inkompatibilitäten mit Injektions-/Infusionslösungen

Cefazolin	Amikacindisulfat, Amobarbital-Na, Bleomycin, Calciumgluceptat, Calciumgluconat, Cimetidin-HCl, Colistinmethat-Na, Erythromycinglucepat, Kanamycinsulfat, Oxytetracyclin-HCl, Pentobarbital-Na, Polymyxin-B-sulfat, Tetracyclin-HCl

Wechselwirkungen

Aminoglykoside → S. 52	nephrotoxische WI der Aminoglykoside durch **Cefazolin** u. U. ↑[a], Kontrolle der Nierenfunktionsparameter und TDM der Aminoglykoside empfohlen, besondere Vorsicht bei älteren Pat. und/oder vorbestehender Nierenfunktionsstörung; **In-vitro**-Inaktivierung der Aminoglykoside durch Cefazolin im Gegensatz zu Breitbandpenicillinen wenig ausgeprägt; gegenseitige Verstärkung der antimikrob. WI (zeitgleiche und Appl. über gleichen Zugang vermeiden)
Antibiotika, bakteriostatische	antibakterielle WI der bakteriziden Antibiotika ↓ bei gleichzeitiger Gabe von bakteriostatischen Wirkstoffen
Antikoagulanzien, orale	Blutungsrisiko u. U. ↑, da Cefazolin in Einzelfällen plasmatische Gerinnungsstörungen[b] verursachen kann; **Cave:** bei Pat. mit ↑ Blutungsrisiko[c]
Atovaquon	Verminderte Steady-state-Konzentration von Atovaquon bei gleichzeitiger Gabe von Cephalosporinen, klinische Relevanz unklar
Arzneimittel, nephrotoxische	ggs. Verstärkung der nierenschädigenden WI nicht ausgeschlossen, Vorsicht bei Pat. mit vorbestehenden Nierenfkt.stör.; regelmäßige Kontrolle der Nierenfunktionsparameter dringend empfohlen
Heparin	Blutungsrisiko u. U. ↑, da Cefazolin in Einzelfällen plasmatische Gerinnungsstörungen verursachen kann; **Cave:** bei Pat. mit ↑ Blutungsrisiko[c]
α-Methyldopa	pustulöse Hautveränderungen bei gleichz. Gabe von Cefazolin und α-Methyldopa (Mechanismus unbekannt); Einzelfallbericht
Phenylbutazon	Veränderung des renalen Eliminationsverhaltens von Cefazolin nicht ausgeschlossen, WI wahrscheinlich dosisabhängig – in niedriger Dosierung tubuläre Sekretion des Antibiotikums ↓, in höheren Dosierungen tubuläre Reabsorption des Antibiotikums[d] ↓; klinische Relevanz unbekannt

Probenecid	renale Elimination von Cefazolin ↙
Schleifendiuretika	nephrotoxische WI von Schleifendiuretika durch Cefazolin u. U.↑, Kontrolle der Nierenfunktionsparameter empfohlen; Verdrängung von Cefazolin aus der PPB[e] und renale Exkret. des Cephalosporins[f] durch **Furosemid** ↗
Thiopental	Verdrängung des Barbiturats aus der PPB durch Cefazolin, Ausmaß vermutlich klinisch wenig relevant (in therapeutischen Dosierungen freie Barbituratkonzentration maximal um 5% erhöht)
Thrombozyten-aggregationshemmer	Blutungsrisiko u.U. ↑, da Cefazolin in Einzelfällen plasmatische Gerinnungsstörungen verursachen kann; **Cave:** bei Pat. mit ↑ Blutungsrisiko[c]
Ticarcillin	gegenseitige Verstärkung der gerinnungshemmenden WI, wobei das Penicillin vermutlich die tragende Rolle spielt

[a] Tierexperimentelle US mit Sisomicin und Cefazolin zeigten, dass ein möglicher Effekt in erster Linie von der Konz. des Aminoglykosids abhängt. D.h. wenn eine Aminoglykosid-Cefazolin-Kombination therapeutisch nötig ist, sollten die Aminoglykosidkonz. (v.a. auch der Spitzenspiegel, der ein wichtiger Marker für potenzielle nephrotoxische Effekte ist) den therapeutischen Bereich des jeweiligen Aminoglykosids nicht überschreiten.
[b] bei Zugabe von Cefazolin auf eine Warfarintherapie verlängerte sich die Prothrombinzeit um 38 ± 18% (Studie an Pat. mit normaler präoperativer Prothrombinzeit).
[c] krankheits- oder medikamentenbedingter Vitamin-K-Mangel, pathologische Zustände, die Blutungen auslösen/verstärken können (z.B. gastrointestinale Ulzera, Thrombozytopenie, angeborene/erworbene Gerinnungsstör.)
[d] Basis: tierexperimentelle US
[e] Senkung des gebundenen Anteils von 80% auf 50%
[f] über Beeinflussung tubulärer Prozesse, keine Beeinflussung der glomerulären Filtration

---

1.3.2 Parenterale Cephalosporine Gruppe 2 (Cefuroxim-Gruppe)

WM/WI: s. Benzylpenicilline (→ 5); **empf.:** vergl. Cefazolin-Gruppe; deutlich besser bei E.coli, Klebsiella, Prot. mirabilis, H.influenzae, β-Lactamasebildnern
resist.: Enterokokken, Pseudom., Acinetobact., Listerien, Chlamydien, Mykoplasmen
Ind: schwere akute und chron. Infekt. mit empfindlichen Erregern, u.a. Infekt. der Atemwege, Harn- und Geschlechtsorgane, Haut/Weichteile, Knochen/Gelenke, Gallenwege; Sepsis, Peritonitis, perioperative Prophylaxe bei infektionsgefährdeten Operationen
UW/KI: s. Basis-Cephalosporine (→ 19)

Cefotiam Rp	HWZ 0.7–1h, Q₀ 0.35, PPB 40%, PRC B
Spizef *Inf.Lsg. 0.5, 1, 2g*	**Atem-, Harnwegs-, HNO-, Haut-, Weichteil-, Knochen-, abd. Inf., Sepsis:** 2–3 x 1–2g i.v., max. 6g/d; **Gonorrhoe:** 1 x 1g i.m.; **Ki. 3M.–12J.:** 50mg/kg/d i.v. in 2 ED, max. 100mg/kg/d; **DANI** GFR 45: 3 x 1g; 18: 3 x 0.75g; 8: 3 x 0.5g; 2: 1 x 1g

Cefuroxim Rp	HWZ 80min, Q₀ 0.1, PPB 30%, PRC B, Lact +

| **Cefuroxim Fresenius** Inf.Lsg. 0.25, 0.75, 1.5g
Cefuroxim Hexal Inf.Lsg. 0.75, 1.5g
Cefuroxim ratioph. Inf.Lsg. 0.25, 0.75, 1.5g
Zinacef Inf.Lsg. 0.25, 0.75, 1.5g | **Atem-, Harnwegs-, Haut-, HNO, Knochen, abd. Inf., Sepsis:** unkompl.: 1.5 –2.25g/d; schwer: 3–4.5g/d i.v. in 2–3 ED, max. 6g/d; **Gonorrhoe:** 1 x 1.5g i.m.; **1 M.–12 J.:** 30–100mg/kg/d in 3 ED **DANI** GFR > 30: 100%; 10–30: ini 750–1500 mg, dann 2 x 500–750mg; < 5: 500–750mg alle 48h |

Orales Cefuroxim s. Oralcephalosporine Gruppe 2 → 33

Laborparameter-Veränderungen (fakultativ)

↑	SGOT, SGPT, AP, LDH, Crea i.S., Hns-N i.S., PT (↑), Eos
↓	Kreatininclearance, Leuko (Differenzierung empfohlen), Thrombo

Interferenzen mit Laboruntersuchungen

Wirkstoff	Laborparameter	Art der Interferenz
Intermediär-Cephalosporine	Glucose i.U. (Nichtenzym. Methoden)	falsch-positive Ergebnisse
	Coombs-Test	

Chemische Inkompatibilitäten mit Injektions-/Infusionslösungen

Cefotiam	Aminoglykoside, Bromhexin-HCl, Dipyridamol; außer in Komb., deren Kompatibilität belegt ist, sollte Cefotiam allein appl. werden. Als Trägerlösungen werden Glucose 5%, Haemaccel 35, NaCl 0,9%, Rheomacrodex 10%, Ringer-Lösung, Sterofundin G5, Tutofusin BG, Natriumbicarbonatlösung 1,4% empfehlen.
Cefuroxim	alkalisch reagierende Infusionslsg., Natriumhydrogencarbonat, Haemaccel, Colistin, Aminoglykoside. Als Trägerlösungen werden Aqua ad inj., NaCl 0,9%, Glucose 5% empfehlen.

Wechselwirkungen

Sollten unter der Antibiotikatherapie Durchfälle auftreten, kann die Absorption oder der enterohepatische Kreislauf anderer AM gestört und damit deren WI beeinträchtigt werden.

Aminoglykoside → S. 52	gegenseitige Verstärkung der antibakteriellen WI; **In-vitro-**Inkompatibilität (siehe oben auch Inkompatibilitäten mit Injektions-/Infusionslösung); nephrotoxische WI der Aminoglykoside durch Intermediär Cephalosporine u. U.↑, kombinierte Anwendung nur unter Kontrolle der Nierenfunktion/TDM der Aminoglykoside, insbesondere die Spitzenspiegel sollten den therapeutischen Bereich nicht überschreiten
Antibiotika, bakteriostatische	antibakterielle WI der bakteriziden Antibiotika ↓ bei gleichzeitiger Gabe von bakteriostatischen Wirkstoffen

Arzneimittel, nephrotoxische	gegenseitige Verstärkung der nephrotoxische WI möglich; **Cave:** bei Pat. mit vorbestehenden Nierenfunktionsstörung regelmäßige Kontrolle der Nierenfunktionsparameter!!
Atovaquon	Verminderte Steady-state-Konzentration von Atovaquon bei gleichzeitiger Gabe von Cephalosporinen, klinische Relevanz unklar
Colistin	gegenseitige Verstärkung der nephrotoxische WI bei Kombination mit **Cefuroxim**; Nierenfunktionsparameter überwachen
Polymyxin B	gegenseitige Verstärkung der nephrotoxische WI bei Kombination mit **Cefuroxim**; Nierenfunktionsparameter überwachen
Probenecid	renale Ausscheidung der Cephalosporine ✓
Schleifendiuretika	nephrotoxische WI der Schleifendiuretika durch Intermediär-Cephalosporine u. U. ↑; kombinierte Anwendung nur unter Kontrolle der Nierenfunktion

1.3.3   Parenterale Cephalosporine Gruppe 3a (Cefotaxim-Gruppe)

WM/WI: s. Benzylpenicilline (→ 5); relativ Betalactamase-fest, Breitspektrum
Ind: schwere Infekt. durch Cefotaxim- bzw. Ceftriaxon-empfindl. Erreger, u.a. Infektionen der Atemwege (obere/tiefe), der Niere/ableitenden Harnwege, der Haut/Weichteile, der Knochen/Gelenke, Geschlechtsorgane, inkl. Gonorrhö des Bauchraumes (u.a. Peritonitis), des ZNS, inkl. Meningitis/Ventrikulitis; Borreliose, Sepsis, Endokarditis; perioperative Pro.
UW: s. Basis-Cephalosporine (→ 19), Leberenzyme ↑
UW (Ceftriaxon): Pankreatitis, Prothrombinzeit ↑, Oligurie

Cefotaxim Rp	HWZ 1 h, Qo 0.35, PPB 25–40%, PRC B, Lact +
Cefotaxim Fresenius *Inf.Lsg. 0.5, 1, 2g* **Cefotaxim Hexal** *Inf.Lsg. 0.5, 1, 2g* **Cefotaxim ratioph.** *Inf.Lsg. 0.5, 1, 2g* **Claforan** *Inf.Lsg. 0.5, 1, 2g*	**Atemwegs-, Harnwegs-, Haut-, Weichteil-, Knochen-, abd. Inf., Sepsis, Endokarditis, Meningitis:** 2 x 1–2g i.v.; schwere Inf.: 3–4 x 2–3g; bis 12J.: 50–100mg/kg/d i.v. in 2 Einzeldos.; **DANI** GFR<10: 50%; < 5: 2 x 1g

Ceftriaxon Rp	HWZ 8 h, Qo 0.5, PPB 85–95%, PRC B, Lact +
Cefotrix *Inf.Lsg. 0.5, 1, 2g* **Ceftriaxon Curamed** *Inf.Lsg. 0.5, 1g* **Ceftriaxon Hexal** *Inf.Lsg. 0.5, 1, 2g* **Ceftriaxon ratioph.** *Inf.Lsg. 0.5, 1, 2g* **Rocephin** *Inf.Lsg. 0.5, 1, 2g*	**Atemwegs-, Harnwegs-, Haut-, Weichteil-, Knochen-, abd. Inf., Meningitis, Borreliose III–III:** 1 x 1–2g i.v.; schwere Inf.: 1 x 4g; bis 12J: 1 x 20–80mg/kg, Menigitis 100mg/kg i.v.; **DANI** GFR: < 10: max. 2g/d

Laborparameter-Veränderungen (fakultativ)	
↑	SGOT, SGPT, AP, LDH, γ-GT, Bili i.S., Crea i.S., Hns-N i.S., Eos, Prothrombinzeit (↑) in Einzelfällen mit Ceftriaxon
↓	Leuko (Differenzierung empfohlen), Neutro, Thromb, Hb, Hk, Ery

Interferenzen mit Laboruntersuchungen

Wirkstoff	Laborparameter	Art der Interferenz
Breitspektrum-Cephalosporine	Glucose i.U. (nichtenzym. Methoden), Coombs-Test	falsch-positive Ergebnisse
Ceftriaxon	Galaktose i.S.	

Chemische Inkompatibilitäten mit Injektions-/Infusionslösungen

Cefotaxim	$NaHCO_3^-$, alkalische Infusionslösungen, Aminoglykoside
Ceftriaxon	kalziumhaltige Infusionslösung, Aminoglykoside, Amsacrin, Vancomycin, Fluconazol; der Wirkstoff sollte generell nicht mit anderen antimikrobiellen Wirkstoffen gemischt werden. Als Trägerlösungen werden empfohlen: NaCl 0,9%, NaCl 0,45% + Glucose 2,5%, Glucose 5%/10%, Dextran 6% in Glucose 5%, HES-haltige Infusionslösungen.

Wechselwirkungen

Sollten unter der Antibiotikatherapie Durchfälle auftreten, kann die Absorption oder der enterohepatische Kreislauf anderer AM gestört und damit deren WI beeinträchtigt werden.

Acylaminopenicilline → S. 14	renale Exkretion von **Cefotaxim** ↙ bei gleichzeitiger Gabe von **Azlocillin/Mezlocillin**; bei dieser Kombination Anpassung der **Cefotaxim**dosis ab einer GFR von 40 ml/min empfohlen
Aminoglykoside → S. 52	nephrotoxische WI der Aminoglykoside durch **Cefotaxim** u. U. ↑, kombinierte Anwendung nur unter Kontrolle der Nierenfunktion und TDM der Aminoglykoside[a]; nephroprotektive WI von **Ceftriaxon** auf die **tobramycin**induzierte Nephrotoxizität[b] (klinische Bedeutung unbekannt); additive antibakterielle WI möglich (wegen Inkompatibilität der Lösungen: getrennt applizieren); **In-vitro**-Hemmung der Aminoglykoside im Bioassay nicht ausgeschlossen
Antibiotika, bakteriostatische	antibakterielle WI der bakteriziden Antibiotika ↓ bei gleichzeitiger Gabe von bakteriostatischen Wirkstoffen
Antikoagulanzien, orale	**In-vitro**-Verdrängung von **Warfarin**[c] aus der PPB durch **Ceftriaxon**[d]; Kontrolle der INR und ggf. DA empfohlen
Arzneimittel, nephrotoxische	gegenseitige Verstärkung der nephrotoxischen WI nicht ausgeschlossen; **Cave:** bei Pat. mit vorbestehenden Nierenfunktionsstörung, regelmäßige Kontrolle der Nierenfunktionsparameter dringend empfohlen
Atovaquon	Verminderte Steady-state-Konzentration von Atovaquon bei gleichzeitiger Gabe von Cephalosporinen, klinische Relevanz unklar
Cefoxitin → S. 29	antibakterielle WI von **Cefotaxim** durch Cefoxitin[e] **in vitro** ↓; Vermeidung evtl. UAW bei konsekutiver Anwendung durch Gabe von der nichtinduzierenden Substanz vor dem Induktor

Cyclosporin	Risiko UAW oder toxische WI von Cyclosporin ↑ bei gleichzeitiger Gabe von **Ceftriaxon** (Mechanismus unbekannt); Einzelfallberichte
Diazepam	**In-vitro**-Verdrängung von **Ceftriaxon** aus der PPB durch Diazepam (Mechanismus unklar, aber keine direkte Konkurrenz um die gleiche Bindungsstelle)[f]
Kontrazeptiva, hormonale (orale)	kontrazeptive Sicherheit u. U. ↓[g]; die Anwendung einer weiteren nichthormonalen Verhütungsmethode wird empfehlen
Imipenem → S. 73	Auslösung einer 2. Episode einer toxischen Epidermolyse nach Wechsel von **Cefotaxim** (Auslöser: 1. Episode) auf **Imipenem** (Ursache: gemeinsame strukturelle Merkmale = Betalaktamring); Einzelfallbericht mit fatalem Ausgang
Indometacin	Übertritt von **Ceftriaxon** in das Kammerwasser ↗; Verlängerung der Persistenz des Antibiotikums im Kammerwasser durch Indometacin[h]
Itraconazol	Ausmaß der Bioverfügbarkeit des Antimykotikums↓ bei gleich-zeitiger Gabe von **Ceftriaxon**[i] (klinische Bedeutung unbekannt)
Methotrexat	renale Exkrettion von Methotrexat und 7-Hydroxymethotrexat ↗ bei gleichzeitiger Gabe von **Ceftriaxon** (möglicherweise Konkurrenz bei tubulärer Reabsorption)[j]
Phenobarbital	bei gleichzeitiger Gabe von **Cefotaxim** Risiko von Arzneimittelexanthemen↑ (Mechanismus unklar); Einzelfallberichte/eine kleinere Sicherheitsstudie (Kinder)
Phenytoin	Verdrängung von Phenytoin aus der PPB durch **Ceftriaxon**, Risiko UAW (Phenytoin) nicht ausgeschlossen; evtl. Messung freier Phenytoinkonzentration
Probenecid	renale Exkret. von **Cefotaxim**[k] ↗; **In-vitro**-Verdrängung von **Ceftriaxon** aus der PPB durch Probenecid (Mechanismus unklar, keine direkte Konkurrenz um die gleiche Bindungsstelle)[f]
Schleifendiuretika	nephrotox. WI der Schleifendiuretika durch **Cefotaxim** u. U. ↑[l], kombiniert Anwendung nur unter Kontrolle der Nierenfunktion; **In-vitro**-Verdrängung von **Ceftriaxon** aus der PPB durch Furosemid[f]
Verapamil	akute Verapamiltoxizität[m] bei gleichzeitiger Gabe von **Ceftriaxon** (möglicherweise Verdrängung des CaA aus der PPB)[n]; Einzelfallbericht

[a] Insbesondere die Spitzenspiegel sollten den therapeutischen Bereich nicht überschreiten.
[b] Basis: Tierversuch, Minderung der durch das Aminoglykosid verursachten funktionellen und strukturellen Schädigungen der Niere durch das Cephalosporin
[c] freie Fraktion von 0,9% auf 2,2% ↑, d.h. auf 244% ↑

d auch Ceftriaxon wird durch Warfarin aus der Bindg. verdrängt (Konkurrenz um gleichen Bindungsort, freie Fraktion von Ceftriaxon um 600% in vitro ↑), aber aufgrund der großen therapeutischen Breite des Cephalosporine von untergeordneter klin. Bedeutung. Klin. Beobachtung hinsichtlich einer Häufung UW ist wünschenswert.

e Cefoxitin (5 µg/ml) induziert bei Serratia marcescens TMS22 die Aktivität von Betalactamasen (größter induzierender Effekt 2 h nach der Zugabe von Cefoxitin)

f aufgrund der therapeut. Breite des Cephalosporins wahrscheinlich von geringer klin. Bedeutung, klin. Beobachtung hinsichtlich einer Häufung UW ist wünschenswert.

g mit Ausnahme von Einzelfallberichten gibt es kaum Hinweise darauf, die die Beeinträchtigung der kontrazeptiven Sicherheit hormonaler Verhütungsmittel signifikant belegen. Epidemiologische Untersuchungen ergaben für die meisten häufig verordneten, oralen Antibiotika keine signifikanten Unterschiede in der kontrazeptiven Sicherheit. Es gibt jedoch keine prädiktiven Faktoren, die es erlauben, Frauen mit ↑ Risiko (dass die hormonale Kontrazeption versagt), aus der Gesamtpopulation herauszufiltern.

h zur Ermöglichung einer perioperativen Antibiotikaprophylaxe bei ophthalmologischen Eingriffen ist therapeut. Nutzen denkbar

i Basis: Tierversuch, wahrscheinlich durch Hemmung des P-Glykoproteins durch Ceftriaxon, Itraconazol-AUC um 19,8 ± 7,5% ↓ bei komb. Gabe mit Ceftriaxon im Vergleich zur Monotherapie

j Basis: Tierversuch, aber der therapeutischen Plasmakonz. der Wirkstoffe, d.h. klinische Relevanz kann nicht ausgeschlossen werden

k Ausscheidung von Ceftriaxon wird durch Probenecid nicht beeinträchtigt

l US an gesunden Probanden zeigten keinen Einfluss von Ceftriaxon auf die Pharmakodynamik von Furosemid.

m kompletter Herzblock, Notwendigkeit der kardiopulmonalen Reanimation, Implantation eines temporären Schrittmachers, Rückkehr zum Sinusrhythmus innerhalb von 16 Stunden

n Pat. erhielt außerdem Clindamycin

1.3.4 Parenterale Cephalosporine Gruppe 3b (Ceftazidim-Gruppe)

WM/WI: s. Benzylpenicilline (→ 5); sehr gute Aktivität gegen Pseudomonas (Pseudomonaspenicilline)

empf. u. resist.: weitgehend identisch mit Cefotaxim-Gruppe, jedoch erheblich stärkere Pseudomonas-Aktivität

Ind (Cefepim): Infekt. mit Cefepim-empfindlichen Erregern, u.a. schwere Pneumonien, Sepsis, schwere Infekt. der Nieren/ableitenden Harnwege, Infekt. der Gallenwege/-blase

Ind (Ceftazidim): schwere Infekt. mit Ceftazidim-empfindl. Erregern, u.a. Infekt. der (oberen/tiefen) Atemwege, der Nieren/ableitenden Harnwege, der Haut/Weichteile, der Geschlechtsorgane, des Bauchraumes, der Knochen/Gelenke, als Folge von Hämo- oder Peritonealdialysen; Sepsis, Meningitis, zur Antibiotikaprophylaxe bei Pat. mit geschwächter Abwehrlage

UW/KI: s. Basis-Cephalosporine (→ 19), Phlebitis, Vaginitis, Fieber

Cefepim Rp		HWZ 2 h, Q₀ 0.07, PPB <19%, PRC B, Lact ?
Maxipime *Inf.Lsg. 0.5, 1, 2g*		Sepsis, schwere Pneumonie, Harnwegs-, Gallenweginf.: 2 x 2g i.v.; DANI GFR 11–30: 1 x 1–2g;<10: 1 x 0.5–1g

Ceftazidim Rp	HWZ 1.7 h, Q_0 0.05, PPB 10%, PRC B, Lact +
Ceftazidim Hexal *Inf.Lsg. 0.5, 1, 2g* **Ceftazidin Pharmore** *Inf.Lsg. 0.5, 1, 2g* **Ceftazidim ratioph.** *Inf.Lsg. 0.5, 1, 2g* **Ceftazidim Sandoz** *Inf.Lsg. 0.5, 1, 2g* **Fortum** *Inf.Lsg. 0.5, 1, 2g* **Infectozidim** *Inf.Lsg. 0.5, 1, 2g*	**Atemwegs-, Harnwegs-, Haut-, Weichteil-, Knochen-, abd. Inf., Sepsis, Meningitis:** 2–3 x 1–2g i.v.; **Ki. 0–8W.:** 2 x 12.5–30mg/kg i.v.; **2M.–1J.:** 2 x 25–50mg/kg; **1–14J.:** 2 x 15–50mg/kg od. 3 x 10–33mg/kg; max. 3 x 50mg/kg bzw. 6g/d; **DANI** GFR 31–50: 2 x 1g; 16–30: 1 x 1g; 6–15: 1 x 0.5g; < 5: 0.5g alle 48h

Laborparameter-Veränderungen (fakultativ)

↑	SGOT, SGPT, AP, γ-GT, Bili i.S., aPTT (↑), Prothrombinzeit (↑), Crea i.S., Hns-N
↓	Phosphat i.S., Calcium i.S. (Cefepim, v.a. bei älteren Pat.), Leuko (Differenzierung empfohlen), Neutro, Thromb, Hb/Hk, Ery

Interferenzen mit Laboruntersuchungen

Wirkstoff	Laborparameter	Art der Interferenz
Cefepim/Ceftazidim	Glucose i.U. (nichtenzym. Methoden), Coombs-Test	falsch-positive Ergebnisse

Chemische Inkompatibilitäten mit Injektions-/Infusionslösungen

Cefepim	Metronidazol, Vancomycin, Gentamicin, Tobramycin, Netilmicin, Aminophyllin. Als Trägerlösungen werden NaCl 0,9% (mit/ohne Glucose 5%), Glucose 5%/10%, Ringer-Laktatlösung (mit/ohne Glucose 5%), Natriumlaktatlösung 1/6molar empfohlen.
Ceftazidim	Aminoglykoside, Vancomycin, Natriumhydrogencarbonat. Als Trägerlösungen werden NaCl 0,9%, Natriumlaktlösung 1/6molar, Ringer-Laktatlösung, Glucose 5%/10%, Glucose 5% + NaCl 0,224%/0,45%, Glucose 4% + NaCl 0,9%, Dextran 40 10% + NaCl 0,9%, Dextran 40 10% + Glucoselösung 5%, Dextran 70 6% + NaCl 0,9% empfohlen.

Wechselwirkungen

Sollten unter der Antibiotikatherapie Durchfälle auftreten, kann die Absorption oder der enterohepatische Kreislauf anderer AM gestört und damit deren WI beeinträchtigt werden.

Acetylcystein	WI von **Ceftazidim**[a] gegen Pseudomonas spp. **in vitro** ↓ (wahrscheinlich aufgrund eines bakteriostatischen Eigeneffektes von Acetylcystein)
Aminoglykoside → S. 52	nephro- und ototoxische WI der Aminoglykoside durch **Cefepim/Ceftazidim**[b] u. U. ↑; kombinierte Anwendung nur unter Kontrolle der Nierenfunktion und TDM der Aminoglykoside

Antibiotika, bakteriostatische	antibakterielle WI der bakteriziden Antibiotika ↓ bei gleichzeitiger Gabe von bakteriostatischen Wirkstoffen
Arzneimittel, nephrotoxische	gegenseitige Verstärkung der nephrotoxischen WI möglich; **Cave:** bei Pat. mit vorbestehender Nierenfunktionsstörung, regelmäßige Kontrolle der Nierenfunktionsparameter!
Atovaquon	Verminderte Steady-state-Konzentration von Atovaquon bei gleichzeitiger Gabe von Cephalosporinen, klinische Relevanz unklar
Cyclosporin	AUC und mittlere Verweildauer von **Cefepim** ↑ bei gleichzeitiger Gabe von Cyclosporin[c]; klinische Bedeutung unbekannt, klinisches Monitoring hinsichtlich UW (Cephalosporin), v. a. auch zentralnervöser empfohlen
Indometacin	renale Ausscheidung von **Ceftazidim** bei Frühgeborenen[d] ✓
Kontrazeptiva, hormonale (orale)	kontrazeptive Sicherheit u. U. ↓[e]; die Anwendung einer weiteren nichthormonalen Verhütungsmethode wird empfohlen
Schleifendiuretika	nephrotoxische WI u. U. ↑ durch gleichzeitige Gabe von **Ceftazidim**; Risiko UW von **Ceftazidim** ↑ bei gleichzeitiger Gabe von **Furosemid** (renale Exkretion des Cephalosporins ↗)[f]
Silikonöl [g]	Toxizität[h] ↑ nach intravitrealer Injektion von Ceftazidim[i]; klinische Bedeutung unbekannt (Erniedrigung der Dosis empfohlen)

[a] MHK nach Zugabe von ACC signifikant ↑ im Vergleich zur MHK unter dem Antibiotikum allein

[b] bei Verw. der empfohlenen Dosierungen von Ceftazidim insgesamt eher unwahrscheinlich

[c] Basis: pharmakokin. US an Ratten, Effekt betrifft sowohl die Plasmakinetik als auch die Verfügbarkeit des Cephalosporins im Gehirn.

[d] wahrscheinlich über eine Beeinträchtigung der frühen postnatalen Ausreifung der glomerulären Filtrationsleistung der Niere

[e] mit Ausnahme von Einzelfallberichten gibt es kaum Hinweise darauf, die die Beeinträchtigung der kontrazeptiven Sicherheit hormonaler Verhütungsmittel signifikant belegen. Epidemiologische US ergaben für die meisten häufig verordneten, oralen Antibiotika keine signifikanten Unterschiede in der kontrazeptiven Sicherheit. Es gibt jedoch keine prädiktiven Faktoren, die es erlauben, Frauen mit ↑ Risiko (dass die hormonale Kontrazeption versagt), aus der Gesamtpopulation herauszufiltern.

[f] Basis: pharmakokin. US an gesunden Probanden, beide Wirkstoffe sollten mit einem Abstand von mindestens 6 Stunden voneinander appliziert werden.

[g] nach Vitrektomie als Tamponade

[h] v.a. retinale Toxizität

[i] Basis: Tierversuch, bei Senkung der Dosis auf 25% kein Nachweis toxischer Effekte

1.3.5 Parenterale Cephalosporine Gruppe 4

kein Präparat im Handel

1.3.6 Parenterale Cephalosporine Gruppe 5 (Cefoxitin-Gruppe)

WM/WI: s. Benzylpenicilline (→ 5); penicillinase-/cephalosporinasefest
Ind akute und chron. Infekt. mit Cefoxitin-empfindlichen Erregern, auch Peritonitis u.a. intraabdominale/intrapelvische Infekt.; Infekt. des weiblichen Genitales, Sepsis, Endokarditis, Harnwegs-, Atemwegs-, Knochen-/Gelenk-, Haut-/Sehnen-/Muskelgewebsinfekt; perioperative Prophylaxe, bei chirurgischer Behandlung von Infekt.
empf. u. resist.: weitgehend identisch mit Cefuroxim-Gruppe, gute Wirksamkeit gg. β-Lactamasebildende Anaerobier (z.B. Bacteroides);
UW/KI: s. → 19

Cefoxitin Rp	HWZ 1 (3)h, Q_0 0.3 (0.1), PPB 73%, PRC B, Lact +
Mefoxitin *Inf.Lsg. 2g*	**Atemwegs-, Harnwegs-, Haut-, Weichteil-, Knochen-, abd. Inf., Sepsis, Endokarditis:** 3 x 1–2g i.v.; **Gonorrhoe:** 1 x 2g i.m. + 1g Probenecid p.o.; **Ki.** 20–40mg/kg alle 6–8h i.v.; **DANI** GFR 30–50: 2–3 x 1–2g; 10–29: 1–2 x 1–2g; 9–5: 1–2 x 0.5–1g; < 5: 0.5–1g alle 24–48h

Laborparameter-Veränderungen (fakultativ)

↑	SGOT, SGPT, AP, LDH, Crea i.S., Hns-N i.S., Eos, PT
↓	Leuko (Differenzierung empfohlen), Thrombo, Hb i.B., Hk, Ery

Interferenzen mit Laboruntersuchungen

Wirkstoff	Laborparameter	Art der Interferenz
Cefoxitin	Kreatinin i.S./i.U. (nach Jaffé, Blutentnahme zur Krea-Bestimmung mind. 2 h nach Cefoxitingabe), Glucose i.U./i.B. (nichtenzym. Methoden), Hydroxycorticosteroide i.U. (Porter-Silber-Reaktion), Coombs-Test	falsch-positive Resultate

Chemische Inkompatibilitäten mit Injektions-/Infusionslösungen

Cefoxitin	sollte nicht mit anderen Arzneimitteln in einer Infusion gemischt oder über den gleichen Zugang appliziert werden Als Trägerlsg. werden NaCl 0,9%, Natriumbicarbonat 0,02% mit Dextrose 5%, NaCl 0,2%/0,45%/0,9% mit Glucose 5%, Glucose 5%/ 10%, Invertose 10%, Natriumhydrogencarbonat 5%, Natriumlaktat (1/6molar), Ringer-Laktat-Infusionslsg., Ringer-Laktat-Infusionslös. mit Glucose 5% empfohlen.

Wechselwirkungen

Sollten unter der Antibiotikatherapie Durchfälle auftreten, kann die Absorption oder der enterohepatische Kreislauf anderer Arzneimittel gestört und damit deren WI beeinträchtigt werden.

Aminoglykoside → S. 52	nephrotoxische WI der Aminoglykoside durch Cefoxitin[a] u. U. ↑; kombinierte Anwendung nur unter Kontrolle der Nierenfunktion und TDM der Aminoglykoside[b]
Antibiotika, bakteriostatische	antibakterielle WI der bakteriziden Antibiotika ↓ bei gleichzeitiger Gabe von bakteriostatischen Wirkstoffen
Antikoagulanzien, orale	Blutungsrisiko u. U. ↑ bei gleichzeitiger Gabe von Cefoxitin; Kontrolle der Gerinnungsparameter empfohlen
Arzneimittel, nephrotoxische	gegenseitige Verstärkung der nephrotoxischen WI möglich; **Cave:** bei Patienten mit vorbestehender Nierenfunktionsstörung regelmäßige Kontrolle der Nierenfkt.parameter dringend empfohlen
Atovaquon	Verminderte Steady-state-Konzentration von Atovaquon bei gleichzeitiger Gabe von Cephalosporinen, klinische Relevanz unklar
Cefotaxim → S. 23	antibakterielle WI von Cefotaxim durch Cefoxitin **in vitro** ↓; Vermeidung von UAW bei konsekutiver Anwendung durch Gabe der nichtinduzierenden Substanz vor dem Induktor
Heparin	Blutungsrisiko u. U. ↑ bei gleichzeitiger Gabe von Cefoxitin; Kontrolle der Gerinnungsparameter empfohlen
Pentoxifyllin	Serumkrankheit unter Cefoxitin-Pentoxifyllin; Einzelfallbericht
Probenecid	renale Ausscheidung der Cephalosporine ↙
Schleifendiuretika	nephrotoxische WI der Schleifendiuretika durch Intermediär-Cephalosporine[c] u. U. ↑; kombinierte Anwendung nur unter Kontrolle der Nierenfunktion

[a] Basis: tierexperimentelle Untersuchungen
[b] insbesondere die Spitzenspiegel sollten den therapeutischen Bereich nicht überschreiten.
[c] Cefoxitin (5 µg/ml) induziert bei Serratia marcescens TMS22 die Aktivität von Betalactamasen (größter induzierender Effekt 2 h nach der Zugabe von Cefoxitin), so dass dann Betalactamase-empfindliche Betalactame abgebaut und damit inaktiviert werden können (Nachweis im Tiermodell).

1.3.7 Oralcephalosporine Gruppe 1

WM/WI: s. Benzylpenicilline (→ 5)
empf.: ähnliches Spektrum wie Cefazolin-Gruppe; gute Aktivität gg. grampos., geringe gg. gramneg. Keime
resist.: Pseudomonas, Enterokokken, Prot. vulgaris, Morganella, Citrobacter, Serratia, Enterobacter, Acinetobacter, B.fragilis, Listerien, Mykoplasmen; Chlamydien
Ind: Infekt. der oberen/tiefen Atemwege, der Haut/Weichteile, der Harnwege und Geschlechtsorgane, der Knochen/Gelenke
Ind (Cefalexin): Infekt. des Mundraumes/Dentalbereichs
UW/KI: s. Basis-Cephalosporine (→ 19)

Cefaclor Rp	HWZ 30–60min, Q0 0.25, PPB 25%, PRC B, Lact +
CEC Tbl. 250, 500mg; Brausetbl. 250, 500, 1000mg; Trockensaft (5ml = 125, 250mg) **Cefaclor ratioph.** Kps. 250, 500mg; Brausetbl. 250, 500mg; Trockensaft/Saft (5ml = 125, 250mg) **Infectocef** Kps. 500mg; Trockensaft (5ml = 125, 250, 500mg) **Panoral** Kps. 500mg; Saft/ Trockensaft (5ml = 125, 250mg)	**Atemwegs-, HNO-, Harnwegs-, Haut-, Weichteilinf.:** 3 x 500mg p.o., max. 4g/d; unkompl. Infekt.: 3 x 250mg; **Gonorrhoe:** 1 x 3g + 1g Probenecid p.o.; **Ki.:** < 6J.: 3 x 10mg/kg p.o., max. 1g/d; **6–10J.:** 3 x 250mg p.o.; > 10J.: s. Erw.; **DANI** nicht erforderl.
Cefadroxil Rp	HWZ 1.2–1.7h, Q0 0.1, PPB 20%, PRC B, Lact +
Cefadroxil Beta Tbl. 1g **Cefadroxil Hexal** Tbl. 500, 1000mg; Trockensaft (5ml = 250, 500mg) **Grüncef** Tbl. 1g; Trockensaft (5ml = 250, 500mg)	**Atemwegs-, HNO-, Harnwegs-, Haut-, Weichteil-, Knochen-, gyn. Inf.:** 2 x 1g p.o., max. 4g/d; **Ki. bis 40kg:** 25–100mg/kg/ d p.o. in 2–4 Einzeldosen; **DANI** GFR 25–50: ini 1g, dann 2 x 500mg; 10–24: ini 1g, dann 1 x 500mg; < 10: ini 1g, dann 500mg alle 36h
Cefalexin Rp	HWZ 1h, Q0 0.04, PPB 6–15%, PRC B, Lact +
Cephalex ct Tbl. 500, 1000mg **Cephalexin ratioph.** Tbl. 500, 1000mg; Trockensaft (5ml = 250mg)	**Atemwegs-, HNO-, Harnwegs-, Haut-, Weichteil-, Knocheninf.:** 3–4 x 0.5–1g p.o., unkompl. Inf. 2 x 500mg; **Ki.–12J.:** 25–50mg/kg/d in 2–4 Einzeldosen, max. 100mg/d; **DANI** GFR 15–30: Dos.Intervall 8–12h; 5–14: 24h; < 5: 48h

Laborparameter-Veränderungen (fakultativ)

↑	SGOT, SGPT, AP, γ-GT
↓	Leuko (Differenzierung empfohlen), Neutro, Hb/Hk, Ery, Thrombo

Interferenzen mit Laboruntersuchungen

Wirkstoff	Laborparameter	Art der Interferenz
Oralcephalosporine 1	Glucose i.U. (nichtenzym. Methoden)	falsch-positive Ergebnisse
Cefadroxil/Cefalexin	Coombs-Test	

Wechselwirkungen

Sollten unter der Antibiotikatherapie Durchfälle auftreten, kann die Absorption oder der enterohepatische Kreislauf anderer AM gestört und damit deren WI beeinträchtigt werden.

Acetaldehyd	Komplexbildung mit **Cefalexin** in vitro; klinische Bedeutung unbekannt[a]
Acetylsalicylsäure	AUC von **Cefadroxil** ↑ bei gleichzeitiger Gabe von ASS[b] (Ausmaß vermutlich ohne klinische Bedeutung)
Antibiotika, bakteriostatische	antibakterielle WI der bakteriziden Antibiotika ↓ bei gleichzeitiger Gabe von bakteriostatischen Wirkstoffen
Antikoagulanzien, orale	verlängerte Blutungszeit (mit/ohne klinisch nachweisbare Blutungen) bei gleichzeitiger Gabe von oralen Antikoagulanzien und **Cefaclor**; Überwachung der INR und ggf. DA empfohlen
Atovaquon	Verminderte Steady-state-Konzentration von Atovaquon bei gleichzeitiger Gabe von Cephalosporinen, klinische Relevanz unklar
Cefalexin	renale Exkretion von **Cefadroxil** ↗ (kompetitive Hemmung der tubulären Reabsorption) durch **Cefalexin**
Furosemid	Serumkonzentration von **Cefalexin** ↑ bei gleichzeitiger Gabe von Furosemid, jedoch ohne Beeinflussung der renalen Exkretion des Cephalosporins[c]
Gentamicin → S. 52	gegenseitige Verstärkung der nephrotox. WI bei gleichzeitiger Anwendung von **Cefalexin/Gentamicin**; Kombination bei älteren Pat./Pat. mit vorbestehenden Leberfunktionsstörungen meiden
Kontrazeptiva, hormonale (orale)	kontrazeptive Sicherheit u. U. ↓[d]; die Anwendung einer weiteren nichthormonalen Verhütungsmethode wird empfohlen
Milch	Bioverfügbarkeit[e] von **Cefalexin** bei Säuglingen ↓, wenn Milch und Arzneimittel gleichzeitig gegeben wurden
Muko-/Sekretolytika	Penetration von **Cefadroxil** ins Zielgewebe ↑ (gemessen als Sputumkonzentration) bei gleichzeitiger Gabe von **Acetylcystein/Bromhexin**
Probenecid	renale Ausscheidung von **Cefaclor/Cefadroxil** ↙
Quinapril	Absorption[f] von **Cefalexin** ↙ (kompetitive Hemmung des aktiven Transports des Cephalosporins im Darm) und renale Exkretion ↓ (Hemmung tubulärer Sekretion von Cefalexin) durch gleichzeitige Gabe von Quinapril[c]; klinische Bedeutung unklar

Theophyllin	c_{max} von Theophyllin ↓ bei gleichzeitiger Gabe von **Cefaclor**[b]; in der Regel ohne klinische Bedeutung, TDM empfohlen
Valaciclovir	Darmpassage von Valaciclovir ↓ in Anwesenheit von **Cefadroxil**[g]; klin. Bedeutung unklar (WI durch Absorptionsminderung u. U. ↓)

[a] Möglicherw. Beeinflussung der Absorp. des Antibiotikums oder über die Adduktbildung Triggerung von WW mit Alkohol (Antabus-Reaktion uns die Blockade des Aldehydabbaus, sondern über ↑ Anfall von Acetaldehyd durch längere Verweildauer als Addukt)
[b] Basis: pharmakokinetische US an gesunden Probanden
[c] Basis: pharmakokinetische US am Tier
[d] Mit Ausnahme von Einzelfallberichten gibt es kaum Hinweise darauf, die die Beeinträchtigung der kontrazeptiven Sicherheit hormonaler Verhütungsmittel signifikant belegen. Epidemiologische US ergaben für die meisten häufig verordneten, oralen Antibiotika keine signifikanten Unterschiede in der kontrazeptiven Sicherheit. Es gibt jedoch keine prädiktiven Faktoren, die es erlauben, Frauen mit ↑ Risiko (dass die hormonale Kontrazeption versagt), aus der Gesamtpopulation herauszufiltern.
[e] Ausmaß und Geschwindigkeit der Absorption, AUC und Cmax um 40-60% ↓
[f] keine Beeinflussung des Ausmaßes der Absorption (AUC)
[g] Basis: Tierversuch (**In-situ**-Perfusion)

1.3.8 Oralcephalosporine Gruppe 2

WM/WI: s. Benzylpenicilline (→ 5)
empf. u. resist.: weitgehend identisch mit Cefuroxim-Gruppe → 21
Ind: Infekt. der oberen und tiefen Atemwege, der Haut/Weichteilgewebe, der Harnwege, Lyme- Borreliose im Frühstadium (Erythema migrans), akute, unkomplizierte Gonorrhö
UW/KI: s. Basis-Cephalosporine (→ 19)

Cefuroxim-Axetil Rp	HWZ 1.1–1.3h, Q_0 0.1, PPB 20–50%, PRC B, Lact +
Cefudura Tbl. 250, 500mg; **Cefuhexal** Tbl. 250, 500mg; Trockensaft (5ml = 125mg) **Cefuroxim ratioph.** Tbl. 250, 500mg; Trockensaft (5ml = 125mg) **Elobact** Tbl. 125, 250, 500mg; Gran. 125, 250mg; Trockensaft (5ml = 125mg) **Zinnat** Tbl. 125, 250, 500mg; Trockensaft (5ml = 125mg)	**Atemwegs-, HNO-, Haut-, Weichteilinfektion:** 2 x 250–500mg p.o.; **Harnwegsinfektion:** 2 x 125–250mg; **Gonorrhoe:** 1 x 1g p.o.; **Erythema migrans:** 2 x 500mg p.o. f. 20d; **Ki. 3M.–5J.:** 2 x 10mg/kg p.o.; **>5J.:** 2 x 125–250mg; **DANI** max. 1g/d
Loracarbef Rp	HWZ 1 h, Q_0 0.05, PPB 25%, PRC B, Lact ?
Lorafem Tbl. 200, 400mg; Saft / Trockensaft (5ml = 100, 200mg)	**Atemwegs-, HNO-, Haut-, Weichteilinfektion:** 2 x 200–400mg p.o.; **Ki. 6M.–12J.:** 15–30mg/kg/d p.o. in 2 ED; **DANI** GFR > 50: 100%; 10–49: Dos.Intervall 24h; < 10: alle 3–5d

Laborparameter-Veränderungen (fakultativ)

↑	SGOT, SGPT, AP, γ-GT, LDH, Eos, Thrombo, CPK (Loracarbef in Einzelfällen)
↓	Leuko (Differenzierung empfohlen), Neutro, Thrombo, Hb/Hk, Ery

Interferenzen mit Laboruntersuchungen

Wirkstoff	Laborparameter	Art der Interferenz
Cefuroxim-Axetil	Glucose i.U. (nichtenzym. Methoden), Coombs-Test	falsch-positive Ergebnisse
	Kreuzprobe	Verfälschung des Ergebnisses

Wechselwirkungen

Sollten unter der Antibiotikatherapie Durchfälle auftreten, kann die Absorption oder der enterohepatische Kreislauf anderer AM gestört und damit deren WI beeinträchtigt werden.

Antibiotika, bakteriostatische	antibakterielle WI der bakteriziden Antibiotika ↓ bei gleichzeitiger Gabe von bakteriostatischen Wirkstoffen
Antikoagulanzien, orale	Prothrombinzeit ↑ (mit/ohne klinisch manifeste Blutung) bei gleichz. Gabe von **Loracarbef**, Einzelfälle; INR-Kontrolle empfohlen
Arzneimittel, nephrotoxische	Risiko gegenseitiger Verstärkung der nephrotoxischen WI nicht völlig ausgeschlossen, aber bei Anwendung der empfohlenen Dosierungen von **Cefuroxim-Axetil** eher unwahrscheinlich; bei Risikopatienten Überwachung der Nierenfunktion empfohlen
Atovaquon	Verminderte Steady-state-Konzentration von Atovaquon bei gleichzeitiger Gabe von Cephalosporinen, klinische Relevanz unklar
Kontrazeptiva, hormonale (orale)	kontrazeptive Sicherheit u. U. ↓ [a]; die Anwendung einer weiteren nichthormonalen Verhütungsmethode wird empfohlen
Milch	AUC um 25-88% ↑ nach Gabe von **Cefuroxim-Axetil** gemeinsam mit Milch (im Vergleich zur Nüchternapplikation)
Probenecid	renale Elimination der Oralcephalosporine ✓
Schleifendiuretika	Risiko gegenseitiger Verstärkung der nephrotoxischen WI nicht völlig ausgeschlossen, aber bei Anwendung der empfohlenen Dosierungen von **Cefuroxim-Axetil** eher unwahrscheinlich; bei Risikopatienten Überwachung der Nierenfunktion empfohlen
Sympathomim., schleimhaut-abschwellende	Kopfschmerzen ↑ bei gleichzeitiger Anwendung mit **Loracarbef**

[a] Mit Ausnahme von Einzelfallberichten gibt es kaum Hinweise darauf, die die Beeinträchtigung der kontrazeptiven Sicherheit hormonaler Verhütungsmittel signifikant belegen. Epidemiol. US ergaben für die meisten häufig verordneten, einen Antibiotika keine signifikante Unterschiede in der kontrazeptiven Sicherheit. Es gibt jedoch keine prädikt. Faktoren, die es erlauben, Frauen mit ↑ Risiko (dass die hormonale Kontrazeption versagt), aus der Gesamtpopulation herauszufiltern.

1.3.9 Oralcephalosporine Gruppe 3

WM/WI: s. Benzylpenicilline (→ 5)
empf. u. resist.: höhere Aktivität und breiteres Spektrum als Gruppe 2 gg. gramnegative Keime; etwas geringere Aktivität gg. grampositive Keime
Ind: Infekt. der oberen/tiefen Atemwege, inkl. Sinusitis und Otitis media; Harnwegsinfekt., akute gonorrhoische Urethritis bei Männern und Frauen
Ind (Cefixim): zusätzlich Infekt. der Gallenwege
Ind (Cefpodoxim-Proxetil): zusätzlich Infekt. der Haut/Weichteile
UW/KI: s. Basis-Cephalosporine (→ 19)

Cefixim Rp	HWZ 3–4h, Q_0 0.5, PPB 65%, PRC B, Lact ?
Cefixdura *Tbl. 200, 400mg; Trockensaft (5ml = 100mg)* **Cefixim ratioph.** *Tbl. 200, 400mg; Trinktbl. 400mg; Trockensaft (5ml = 100mg)* **Ceftoral** *Trockensaft (5ml = 100mg)* **Cephoral** *Tbl. 200, 400mg; Trockensaft (5ml = 100mg)* **Infectooptitecef** *Trockensaft (5ml = 100mg)* **Suprax** *Tbl. 200, 400mg; Trockensaft (5ml = 100mg)*	**Atemwegs-, HNO-, Harnwegs-, Gallenweginfektion:** 2 x 200mg p.o.; 1 x 400mg p.o.; **Ki. bis 12J.:** 8mg/kg/d p.o.; **DANI** GFR < 20: 50%

Cefpodoxim-Proxetil Rp	HWZ 2.4 h, Q_0 0.2, PPB 40%
Cefpo Basics *Tbl. 100, 200mg* **Cefpodoxim ratioph.** *Tbl. 100, 200mg* **Orelox** *Tbl. 100, 200mg; Trockensaft (5ml = 40mg)* **Podomexef** *Tbl. 100, 200mg; Trockensaft (5ml = 40mg)*	**Atemwegs-, HNO-, Harnwegsinfektion:** 2 x 200mg p.o.; **Gonorrhoe:** 1 x 200mg p.o.; **Ki. 5–12mg/kg/d in 2 Einzeldosen;** **DANI** GFR < 40: 100%; 10–40: Dos.Intervall 24h; < 10: 48h; HD: 100–200mg n. Dialyse

Ceftibuten Rp	HWZ 1.53–2.5h, Q_0 0.14, PPB 63%, PRC B, Lact ?
Cedax *Kps. 400mg* **Keimax** *Kps. 200, 400mg; Trockensaft (5ml = 90, 180mg)*	**Atemwegs-, HNO-, Harnwegsinfektion:** 1 x 400mg p.o.; **Ki. 3Mon–12J.:** 1 x 9mg/kg p.o.; **DANI** GFR > 50: 100%; 30–49: ini 400mg, dann 1 x 200mg; 5–29: ini 200mg, dann 1 x 100mg; HD: 400mg nach jeder Dialyse

Laborparameter-Veränderungen (fakultativ)

↑	SGOT, SGPT, LDH, Bili i.S., Gerinnungsparameter (Cefixim in Einzelfällen), Eos, Crea i.S. (Cefixim, Cefpodoxim-Proxetil), Hns-N i.S. (Cefixim, Cefpodoxim-Proxetil)
↓	Leuko (Differenzierung empfohlen), Thrombo, Hb/Hk, Ery

Interferenzen mit Laboruntersuchungen

Wirkstoff	Laborparameter	Art der Interferenz
Cefixim/ Cefpodoxim-Proxetil	Glucose i.U. (nichtenzym. Methoden)	falsch-positive Resultate

Wechselwirkungen

Sollten unter der Antibiotikatherapie Durchfälle auftreten, kann die Absorption oder der enterohepatische Kreislauf anderer AM gestört und damit deren WI beeinträchtigt werden.

Aminoglykoside → S. 52	sorgfältige Überwachung der Nierenfunktion bei gleichzeitiger Gabe von **Cefixim/Cefpodoxim-Proxetil**[a] empfohlen, besonders bei Patienten mit vorbestehenden Nierenfunktionsstörungen
Antazida, Al-haltige	orale Bioverfügbarkeit von **Cefpodoxim-Proxetil** um ca. 30% ↓; zeitversetzte Einnahme empfohlen
Antazida, bicarbonathaltige Antazida, magnesium-, aluminiumhaltige	orale Bioverfügbarkeit von **Cefixim** ↓[b]; klinisch bislang nicht nachgewiesen[c], zeitversetzte Einnahme empfohlen
Antibiotika, bakteriostatische	antibakterielle WI der bakteriziden Antibiotika ↓ bei gleichzeitiger Gabe von bakteriostatischen Wirkstoffen
Antikoagulanzien, orale	Prothrombinzeit↑ (mit/ohne klinisch manifesten Blutungen) unter **Cefixim** bei bestehender Antikoagulanzientherapie, Einzelfälle; Kontrolle der INR und ggf. DA empfohlen
Arzneimittel, nephrotoxische	sorgfältige Überwachung der Nierenfunktion bei gleichzeitiger Gabe von **Cefixim/Cefpodoxim-Proxetil**[a] empfohlen; insbesondere bei Patienten mit vorbestehenden Nierenfunktionsstörungen
Atovaquon	Verminderte Steady-state-Konzentration von Atovaquon bei gleichzeitiger Gabe von Cephalosporinen, klinische Relevanz unklar
Colistin	sorgfältige Überwachung der Nierenfunktion bei gleichzeitiger Gabe von **Cefixim** empfohlen; besonders bei Patienten mit vorbestehenden Nierenfunktionsstörungen
Kontrazeptiva, hormonale (orale)	kontrazeptive Sicherheit u.U. ↓[d]; die Anwendung einer weiteren nichthormonalen Verhütungsmethode wird empfohlen
Nifedipin	orale Bioverfügbarkeit (+ 70%) von **Cefixim**↑[e]

Polymyxin B	sorgfältige Überwachung der Nierenfunktion bei gleichzeitiger Gabe von **Cefixim** empfohlen; besonders bei Patienten mit vorbestehender Nierenfunktionsstörung
Probenecid	**In-vitro**-Verdrängung von Cefixim aus der PPB (freie Fraktion um das 2,5fache ↑); klinische Bedeutung unbekannt
Ranitidin	orale Bioverfügbarkeit von **Cefpodoxim-Proxetil** um ca. 30%↓; zeitversetzte Einnahme empfohlen
Salicylsäure	**In-vitro**-Verdrängung von **Cefixim** aus der PPB (freie Fraktion um das 2,5fache ↑); klinische Bedeutung unbekannt
Schleifendiuretika	sorgfältige Überwachung der Nierenfunktion bei gleichzeitiger Gabe von **Cefpodoxim-Proxetil** empfohlen; besonders bei Patienten mit vorbestehender Nierenfunktionsstörung
Valproinsäure	gegenseitige Verstärkung der Absenkung der Carnitinkonzentration i.S. bei gleichzeitiger Gabe von **Cefetamet-Pivoxil** und Valproinsäure[f]; Kombination möglichst meiden, sonst Carnitinsupplement empfohlen

[a] Bei Anwend. von Cefuroxim-Proxetil in den empfohlenen Dosierungen eher unwahrscheinlich

[b] Basis: US am Tier

[c] US an gesunden Probanden erbrachten keinen Hinweis auf eine derartige Interaktion, so dass davon ausgegangen werden kann, dass die Beobachtungen am Tier ohne klin. Relevanz sind.

[d] mit Ausnahme von Einzelfallberichten gibt es kaum Hinweise darauf, die die Beeinträchtigung der kontrazeptiven Sicherheit hormonaler Verhütungsmittel signifik. belegen. Epidemiologische US ergaben für die meisten häufig verordneten, oralen Antibiotika keine signifik. Unterschiede in der kontrazeptiven Sicherheit. Es gibt jedoch keine prädiktiven Faktoren, die es erlauben, Frauen mit ↑ Risiko (dass die hormonale Kontrazeption versagt), aus der Gesamtpopulation herauszufiltern.

[e] Basis: US an gesunden Probanden

[f] bei der Hydrolyse von Cefetamet-Pivoxil wird Pivalinsäure frei, die sich mit Carnitin verbindet und zu einer ↑ Carnitinausscheidung führt, eine solche Ausscheidungsverstärkung ist auch für Valproinsäure bekannt.

1.4 Cycline
1.4.1 Tetracycline

WM/WI: bakteriostatisch, wirksam gegen extra- und intrazelluläre Erreger; Hemmung der ribosomalen Proteinsynthese der Bakterien
empf.: zahlreiche grampos. u. gramneg. Bakterien, u.a. Chlamydien, Mykoplasmen, Rickettsien, Yersinien, Borrelien, Leptospiren, Treponemen, Aktinomyceten;
resist.: P. aeruginosa, Providencia, Serratia, Proteus, Morganella;
Ind: Infekt. mit empfindl. Erregern, u.a. Infekt. der oberen/tiefen Atemwege, des Urogenitaltraktes, des GIT, der Gallenwege; Hauterkrankungen (Acne vulgaris, rosacea), Borreliose, Brucellose, Ornithose, Bartonellose, Listeriose, Rickettsiose, Melioidose, Pest, Granuloma inguinale
UW: allerg. Hautreaktionen, phototox. Reaktionen, rev. Knochenwachstumsverzögerung (Kinder < 8J.), irreversible Zahnverfärbung und Zahnschmelzschädigung (Kinder < 8J.), intrakranielle Druck ↑, BB-Veränderungen, Superinfektion durch Bakterien bzw. Sprosspilze; **KI:** bek. Überempf., schwere Leberfunktionsstrg., Niereninsuff., Ki. < 8J., SS/SZ;
Ink (Tetracycline): Penicilline; **Ink** (Doxycyclin): Barbiturate, Carbamazepin, Phenytoin, Rifampicin

Doxycyclin Rp	HWZ 12–24h, Qo 0.7, PPB 80–90%, PRC D, Lact ?
Antodox *Kps. 100, 200mg* **Doxycyclin ratioph.** *Kps. 100mg;* *Amp. 100mg/5ml* **Doxyhexal** *Tbl. 100, 200mg;* *Amp. 100mg/5ml*	**HNO-, Atemwegs-, Harnwegsinfektion, diverse Infektionen mit o.g. Erregern:** d 1: 1 x 200mg p.o./i.v.; dann: 1 x 100mg p.o./i.v.; **Borreliose:** 1 x 200mg f. 14–21d; **Syphilis** b. Penicillinallergie: 1 x 300mg f. 15d **DANI** nicht erforderl.
Minocyclin Rp	HWZ 11–22h, Qo 0.85, PPB 70–75%, PRC D, Lact +
Minakne *Tbl. 50mg* **Minoclir** *Kps. 50mg* **Minocyclin ratioph.** *Kps. 50, 100mg* **Skid** *Tbl. 50, 100mg* **Udima** *Kps. 50, 100mg*	**HNO-, Atemwegs-, Harnwegsinfektion, div. Infektionen mit o.g. Err.:** ini 200mg, dann 2 x 100mg p.o.; **Akne vulgaris:** **Ki. > 8J.:** ini 4mg/kg, dann 2 x 2mg/kg; **DANI** nicht erforderl.
Tetracyclin Rp	HWZ 8–10h, Qo 0.12, PPB 36–64%, PRC D, Lact +
Achromycin *Tbl. 500mg* **Tefilin** *Kps. 250mg* **Tetracyclin Heyl** *Tbl. 500mg* **Tetracyclin Wolff** *Kps. 250, 500mg*	**HNO-, Atemwegs-, Urogenitaltrakt-, GI-Trakt-Infektion, div. Infektionen mit o.g. Err.:** 2–4 x 500mg p.o., max. 2.5g/d; 1–3 x 500mg i.v.; **Ki. > 8J.:** 25–50mg/kg/d p.o. in 2–4 Einzeldosen; **malig. Pleuraerguss:** 1 x 500mg in 50ml NaCl intrapleural bis Ergussbildung < 50ml/d

Laborparameter-Veränderungen (fakultativ)

↑	Hns-N i.S., SGOT, SGPT, α-Amylase, AP, Bili i.S.

Interferenzen mit Laboruntersuchungen

Wirkstoff	Laborparameter	Art der Interferenz
Doxycyclin/ Minocyclin/ Tetracyclin	Glucose i.U., Protein i.U., Urobilinogen	Störung der qualitativen und quantitativen Bestimmung
	Katecholamine i.U.	falsch-positive Resultate

Chemische Inkompatibilitäten mit Injektions-/Infusionslösungen

Doxycyclin	Ringer-Lösung; Doxycyclin zur Injektion/Infusion sollte grundsätzlich getrennt von anderen Arzneimitteln appliziert werden

Wechselwirkungen

Sollten unter der Antibiotikatherapie Durchfälle auftreten, kann die Absorption oder der enterohepatische Kreislauf anderer AM gestört und damit deren WI beeinträchtigt werden.

Acitretin	Risiko für einen Pseudotumor cerebri ↑ (Mechanismus unbekannt)
Alkohol	veränderte WI von **Doxycyclin** (Mechanismus unbekannt)[a]; bei chronischem Alkoholmissbrauch Abbau von **Minocyclin** u. U. ↗ (antimikrobielle WI ↓)
Ambroxol	Penetration von **Doxycyclin** ins Bronchialsekret ↑ bei Anwendung von Ambroxol
Antazida	Absorption von **oral** appliziertem **Minocyclin/Tetracyclin** ↓ bei gleichzeitiger Gabe, zeitversetzte Einnahme empfohlen; WI von **i.v.** appliziertem **Doxycyclin** ↓ bei gleichzeitiger **oraler** Gabe von **Aluminiumhydroxidgel** [b](Mechanismus unbekannt), Komb. meiden
Antibiotika, bakterizide	antibakterielle WI der bakteriziden Antibiotika ↓ bei gleichzeitiger Gabe von bakteriostatischen Wirkstoffen
Antidepressiva, trizyklische	lokalisierte Hämosiderose bei Kombination **Amitriptylin-Minocyclin** (möglicherweise synergistisch); Kombination meiden
Antikoagulanzien, orale	antikoagulatorische WI ↑ bei gleichzeitiger Gabe von **Doxycyclin/Tetracyclin** (Mechanismus unbekannt); Kontrolle der INR und ggf. DA empfohlen
Antiseptika, quecksilberhaltige	Konjunktivitis (unter systemischer Tetracyclintherap. und Kontakt zu thiomersalhaltigen Kontaktlinsenreinigungslösung (Mechanismus unbekannt)
Atovaquon	Verstärkung der antiparasitären WI in vitro bei gleichzeitiger Anwesenheit von Doxycyclin, verminderte Bioverfügbarkeit von Atovaquon bei gleichzeitiger Gabe von Tetrazyklin (klin. Bedeutung unklar, zeitversetzte Gabe empfohlen)
Barbiturate	WI von **Doxycyclin/Minocyclin** ↓ (Abbau ↑); Komb. mgl. vermeiden

Bromhexin	Penetration von **Oxytetracyclin** ins Bronchialsekret↑ bei Anwendung von Bromhexin
Calciumpolystyrensulfonat	Absorption von Tetracyclinen↓ bei gleichzeitiger Gabe mit **Calciumpolystyrensulfonat**; zeitversetzte Einnahme empfohlen
Calcium (supplemente)c	Absorption von Tetracyclinen↓ durch Bildung unlöslicher Komplexe mit mehrwertigen Kationen, zeitversetzte Einnahme; **Doxycyclin nicht** betroffen
Carbamazepin	WI von **Doxycyclin/Minocyclin**↓ (Abbau↑); alternat. Antibiotikum!
Chinin	3-Hydroxylierung von Chinin durch **Doxycyclin** u. U.↓ (**In-vitro**-Hemmung des CYP3A vermittelten Abbaus von Chinin nachgewiesen)
Colestipol	Verminderte Absorption von Tetracyclin
Colestyramin	Absorption von Tetracyclinen↓; zeitversetzte Einnahme empfohlen
Cyclosporin	Risiko toxischer WI des Immunsuppressivums↑ bei gleichzeitiger Gabe von **Doxycyclin**, klinische Therapiekontrolle empfohlen; Reaktionen mit anderen Tetracyclinen können nicht völlig ausgeschlossen werden
Digoxin	Risiko UW/toxische WI von **Digoxin**↑ bei gleichzeitiger Gabe von Tetracyclinen (Absorption↑/intestinaler Abbau↓); TDM und ggf. DA
Eisen	Absorption von Tetracyclinen↓, zeitversetzte Einnahme empfohlen; **Cave:** Doxycyclin von dieser WW **nicht** betroffen; Eiseneffekt↓ durch↓ Absorption, möglicherweise Eisen-Ascorbinsäure-Kombination nicht betroffen
Ethinylestradiol	möglicherweise Risiko lebertoxische WI↑ bei Komb. mit Tetracyclinen (**Cave:** Ergebnisse aus Tierversuchen)
Halofantrin	Verstärkte Absorption und verminderte Elimination von Halofantrin bei gleichzeitiger Gabe von Tetracyclin
Heparin	Gerinnungshemmung u. U.↓
Insulin	Einzelfallbericht: Hypoglykämie bei gleichzeitiger Gabe von Insulin/Doxycyclin (Doxycyclin möglicherweise mit hypoglykämischer Eigenwirkung), Blutzuckerkontrolle empfehlen
Isotretinoin	Risiko für einen Pseudotumor cerebri u. U.↑ bei gleichzeitiger Gabe von Tetracyclinen; Einzelfallbericht
Kaolin(pektin)	Absorption von Tetracyclinen↓; zeitversetzte Einnahme empfohlen
Lithium	Risiko UW/toxische WI von Lithium↑ (renale Exkret.↓) bei gleichzeitiger Gabe von Tetracyclinen; TDM und ggf. DA empfohlen
Magnesium (supplemente)c	Absorption von Tetracyclinen↓ durch Bildung unlöslicher Komplexe mit mehrwertigen Kationen, zeitversetzte Einnahme!; **Doxycyclin nicht** betroffen

Methotrexat	Risiko UW/toxische WI von MTX↑ bei gleichzeitiger Gabe von **Doxycyclin** (Mechanismus unbekannt), Einzelfallbericht[d]; Kombination meiden oder klinischen Status sorgfältig überwachen, ähnliche WW mit anderen Tetracyclinen nicht völlig auszuschließen
Methoxyfluran	Risiko für die Entwicklung eines NV↑ bei gleichzeitiger Gabe von **Doxycyclin/Minocyclin/Tetracyclin**
Milch/-produkte	Absorption von Tetracyclinen↓ (Komplexbildung mit Calcium der Milch); trifft für **Doxycyclin nicht** zu, sonst zeitversetzte Einnahme
Molindon	Absorption von **Tetracyclinen**↓, vermutlich durch einen calciumhaltigen Hilfsstoff der Formulierung; zeitversetzte Einnahme empfohlen
Mutterkornalkaloide	Einzelfallberichte über Ergotismus bei gleichzeitiger Gabe von Ergotamin oder Dihydroergotamin und Doxycyclin/Tetracyclin; Kombination vermeiden
Phenformin	Laktazidoserisiko↑ bei gleichzeitiger Gabe von Tetracyclinen (renale Exkretion von Phenformin↓); Kombination vermeiden
Phenytoin	WI von **Doxycyclin/Minocyclin**↓ (Abbau↑); alternat. Antibiotikum!
Rifampin	WI von **Doxycyclin**↓ (Abbau↑); alternatives Antibiotikum!
Risperidon	WI von Risperidon↓ bei gleichzeitiger Gabe von Tetracyclinen (Mechanismus unbekannt); Einzelfallbericht
Sulfonylharnstoffe	antidiabetische WI↑ bei gleichzeitiger Gabe von **Doxycyclin/Tetracyclin**; Kontrolle der Glucose i. B. empfohlen
Theophyllin	Risiko UW/toxischer WI von Theophyllin↑ bei gleichzeitiger Gabe von Tetracyclinen, TDM und ggf. DA empfohlen[e]; bei gleichzeitiger Gabe von **Minocyclin** Magen-Darm-Beschwerden u. Ü.↑
Tinidazol	**in vitro** gegenseitige Verstärkung der (**Tinidazol/Doxycyclin**) antimikrobiellen Aktivität bei einem kleinen Prozentsatz von Anaerobiern, einschließlich **B. fragilis**; klin. Bedeutung unklar
Wismutsubsalicylat	Absorption von **Tetracyclin**↓ (vermutlich durch ein Lösungsmittel der Formulierung und nicht durch die Wismutverbindung)
Zink	Absorption der Tetracycline↓ (Absorption von **Doxycyclin** nicht betroffen); zeitversetzte Einnahme empfohlen

a ↑ Metabolismus mit reduziertem antimikrobiellen Effekt bei chron. Alkoholismus, ↑ Absorption und ↑ Serumkonz. bei Nichtalkoholikern nach akuter Alkoholingestion
b **cave:** auch bei Verwendung als Phosphatbinder möglich
c sowohl der Gehalt an diesen Ionen in Lebensmitteln als auch als Hilfsstoff in anderen Medikamenten sollte berücksichtigt werden.
d schwere MTX-Toxizität bei einem Pat. unter Hochdosistherapie mit MTX
e hohe interindividuelle Variabilität der möglichen Veränderungen, evtl. nur ein kleiner Teil der Patienten betroffen

1.4.2   Glycylcycline

empf.: bakteriostatisch gg. zahlreiche grampos. u. gramneg. Bakterien u.a. auch MRSA, vancomycinresist. E. faecalis;
resist.: P. aeruginosa
UW: Übelkeit, Erbrechen, Diarrhoe, Abszeß, Infektionen, verlängerte aPTT u. Prothrombinzeit, Schwindel, Phlebitis, Bauchschmerzen, Dyspepsie, Anorexie, Transaminasen↑, Bilirubinämie, Pruritus, Exanthem, Kopfschmerzen, Amylase- u. Harnstoff↑;
KI: bek. Überempf., SS

Tigecyclin Rp	HWZ 42 h, PPB 71–89%, PRC D, Lact ?
Tygacil Inf.Lsg. 50mg	**Kompliz. Haut-, Weichteil- u. intra-abdominelle Inf.:** ini 100mg i.v., dann 2 x 50mg i.v. f. 5–14d; **DALI** Child C: ini 100mg, dann 2 x 25mg; **DANI** nicht erforderl.

1.5   Makrolide, Ketolide

WM/WI: bakteriostatisch, in hohen Konz. oder bei sehr empfindlichen Bakterien auch bakterizid; Hemmung der ribosomalen Proteinsynthese der Bakterien
WM/WI (Erythromycin): bindet an den Motilinrezeptor im Darm und wirkt dort agonistisch, orthograde Magen-Darm-Passage ↗
empf.: Streptok., Pneumok., Chlamydien, Legionellen, Mycoplasma pneumoniae, Listerien, Aktinomyceten, Campylobacter, Helicobacter, M. avium intracell. (MAC)
resist.: Brucellen, Enterobakterien, Nocardia, Mycoplasma hominis, B.fragilis, Fusobakterien, Pseudomonas
Ind: Infekt. der oberen Atemwege (u.a. Sinusitis, Pharyngitis, Tonsillitis, Otitis media) und Infekt. der tiefen Atemwege (u.a. Bronchitis, Pneumonie); Haut- und Weichteilinfekt. (u.a. schwere Acne vulgaris, Erythromycin bei Erysipel und Penicillinallergie)
Ind (Azithromycin): unkomplizierte Gonorrhö, unkomplizierte Genitalinfekt. durch Chlamydia trachomatis
Ind (Erythromycin): Diphtherie (auch zur Sanierung von Diphtheriebakterienträgern/-ausscheidern), Einschlusskörperchenkonjunktivitis/Trachom, Lymphogranuloma inguinale, als Reservetherapeutikum bei Penicillinallergie zur Behandlung von Streptokokkeninfektionen (Scharlach, Erysipel, Streptokokkenangina), zur Prophylaxe des rheumatischen Fiebers, zur Behandlung der Syphilis, der unkomplizierten Gonorrhö, der Aktinomykose
Ind (Erythromycin/Roxithromycin): Chlamydia-trachomatis-Pneumonie, Legionellose, Keuchhusten, Keuchhustenpneumonie und Keuchhustenprophylaxe bei Säuglingen und Kleinkindern, unkomplizierte Genitalinfekt. durch Chlamydia trachomatis/Ureaplasma urealyticum

UW: allerg. Hautreaktionen, Nausea, Erbrechen, Cholestase
UW (Azithromycin): Schwindel, Neutro↓, ANV
UW (Clarithromycin): Kopfschmerzen, Thrombo↓
UW (Erythromycin): Verschlimmerung/Demaskierung einer Myasthenia gravis
UW (Roxithromycin): Schwindel
KI: SZ; Ink: Carbamazepin, CSE-Hemmer, Ergotamine, Terfenadin, Theophyllin
Ink (Erythromycin): Alfentanil, Grapefruitsaft, Methadon, Moxofloxacin;
Ink (Clarithromycin): Rifabutin

Azithromycin Rp	HWZ 40h, Q₀ 0.8, PPB 12–52%, PRC B, Lact ?

Azibact *Tbl. 250, 500mg* **Azithrobeta** *Tbl. 250, 500mg* **Azithromycin Hexal** *Tbl. 250, 500mg;* *Trockensaft (5ml = 200mg)* **Ultreon** *Tbl. 600mg* **Zithromax** *Tbl. 250, 500mg;* *Trockensaft (5ml = 200mg)*	**HNO–, Atemwegs-, Haut-, Weichteil-infektion:** 1 × 500mg f. 3d p.o.; **Ki.** 1 × 10mg/kg f. 3d; **Gonorrhoe, Genital-infektion mit Chlam. trach.:** 1 × 1g p.o.; **MAC-Pro.:** 1×/W. 1200mg p.o.; **DANI** GFR > 40: 100%

Clarithromycin Rp	HWZ 3–7h, Q₀ 0.6, PPB 72%, PRC C, Lact ?

Biaxin HP *Tbl. 500mg* **Clarilind** *Tbl. 250, 500mg* **Clarithromycin 1A** *Tbl. 250, 500mg;* *Trockensaft (5ml = 125, 250mg)* **Clarithromycin ratioph.** *Tbl. 250, 500mg;* *Trockensaft (5ml = 125, 250mg)* **Clarosip** *Gran. (1 Btl.=125, 187.5, 250mg)* **Cyllind** *Tbl. 250mg* **Klacid** *Tbl. 250, 500, 500 (ret.)mg;* *Trockensaft (5ml = 125, 250mg); Inf.Lsg.* *500mg* **Mavid** *Tbl. 500mg*	**HNO–, Atemwegs-, Hautinfektion:** 2 × 250–500mg p.o.; 2 × 500mg i.v. **Ki. 6M.–12J.:** 15mg/kg/d p.o. in 2 Einzeldosen; **H.P.-Eradikation:** 2 × 500mg p.o. + 2 × 1g Amoxycillin + 2 × 20mg Omeprazol; **DANI** GFR < 30: (p.o.): 50%; (i.v.) d1: 100%, ab d2: 50%(i.v.)

Erythromycin Rp	HWZ 2–3h, Q₀ >0.8, PPB 60–70%, PRC B, Lact +

Eryhexal *Tbl. 500mg; Gran. 1000mg;* *Trockensaft (5ml = 200, 400mg)* **Erythrocin** *Tbl. 500mg;* *Inf.Lsg. 500, 1000mg* **Erythromycin ratioph.** *Tbl. 500mg;* *Gran. 500, 1000mg* **Infectomycin** *Trockensaft (5ml = 100, 200, 400, 600mg)* **Paediathrocin** *Gtt.(2.5ml = 100mg);* *Trockensaft (5ml = 200, 400mg)*	**HNO–, Haut-, Atemwegsinfektion, atypische Pneumonie:** 3–4 × 500mg p.o., 4 × 0.5–1g i.v., max. 4g/d; **Ki.** < 8J.: 30–50mg/kg/d p.o. in 3–4 Einzeldosen; **8–14J.:** 1200–1600mg/d p.o. in 4 Einzeldosen; **Gonorrhoe:** 3 × 1g p.o. f. 7d; **Lues Primärstadium:** 3 × 1g p.o. f. 15d; **Urethritis** (verursacht d. Chlam. trach., Ureaplasma uralyt.): 3 × 1g p.o. f. 7d; **DANI** Krea (mg/dl) > 2: max. 2g/d

Roxithromycin Rp	HWZ 12h, Q₀ 0.7, PPB 95%, PRC C

Roxithromycin Rp — HWZ 12h, Q_0 0.7, PPB 95%, PRC C

| **Infectoroxit** *Tbl. 50, 150, 300mg*
Roxibeta *Tbl. 50, 150, 300mg*
Roxigrün *Tbl. 150, 300mg*
Roxihexal *Tbl. 50, 150, 300mg*
Rulid *Tbl. 50, 150, 300mg* | **HNO-, Atemwegs-, Haut-, Urogenital-traktinfektion:** 2 x 150mg, 1 x 300mg p.o.;
Ki. bis 40kg: 5–7.5mg/kg/d p.o. in
2 Einzeldosen; > 40kg: s. Erw.;
DANI nicht erforderl. |

Telithromycin Rp — HWZ 10h, PPB 60–70%

| **Ketek** *Tbl. 400mg* | **HNO-, Atemwegsinfektion:** 1 x 800mg p.o.;
DANI GFR < 30: 50% |

Laborparameter-Veränderungen (fakultativ)

↑	SGOT (ASAT), SGPT (ALAT), AP, g-GT (Clarithromycin, Erythromycin, Roxithromycin), LDH (Erythromycin), Bili i.S., Hns-N (Clarithromycin, selten)
↓	Neutro (Azythromycin), Thrombo (Clarithromycin, selten)

Interferenzen mit Laboruntersuchungen

Wirkstoff	Laborparameter	Art der Interferenz
Erythromycin	SGOT/ASAT (kolorimetrisch mit Azonviolett B oder Diphenyl-hydrazin), Katecholamine i.U. (fluorimetrische Messung)	Verfälschung des Ergebnisses

Chemische Inkompatibilitäten mit Injektions-/Infusionslösungen

Erythromycin-lactobionat	bitte nur mit den vom Hersteller angegebenen Lösungsmitteln auflösen und aus Sicherheitsgründen nicht mit anderen Wirkstoffen über den gleichen Zugang applizieren

Wechselwirkungen

Sollten unter der Antibiotikatherapie Durchfälle auftreten, kann die Absorption oder der enterohepatische Kreislauf anderer AM gestört und damit deren WI beeinträchtigt werden.

Alfentanil	Risiko UW/toxische WI von **Alfentanil** u. U. ↑ bei gleichzeitiger Gabe von **Erythromycin** (Abbau von Alfentanil ↓); Einzelfallberichte (und Daten von gesunden Probanden)
Alkohol	WI von **Erythromycin** u. U. ↓ (Absorption ↓)[a]; Kombinat. vermeiden
Amiodaron	Signifik. QT-Verlängerung und -Dispersion bei gleichzeitiger Gabe von Amiodaron + Erythromycin/Azithromycin, Einzelfallberichte, bei Notwendigkeit der Komb. engmaschige klinische Kontrolle
Antazida	Absorption von **Azithromycin** u. U. ↓ (zeitversetzte Einnahme!); vermutlich nur Geschwindigkeit, nicht aber das Ausmaß der Absorption betroffen (klinische Auswirkungen somit gering)
Antibiotika, bakterizide	antibakterielle WI der bakteriziden Antibiotika ↓ bei gleichzeitiger Gabe von bakteriostatischen Wirkstoffen

Antidiabetika, orale	Berichte über Hypoglykämien bei Patienten unter Sulfonyl-harnstoffen bei gleichzeitiger Gabe von Clarithromycin/Erythro-mycin, Patientenaufklärung und Blutzuckerkontrolle empfohlen
Antihistaminika, 2. Generation	Risiko von Arrhythmien ↑ bei gleichzeitiger Gabe von **Erythromycin/Clarithromycin** (Abbau der Antihistaminika ↓), Torsades de pointes beschrieben; Kombination vermeiden
Antikoagulanzien, orale	Gerinnungshemmung ↑ bei gleichzeitiger Gabe von **Erythromycin/ Clarithromycin/Roxithromycin**[b] und **Warfarin** (Metabolismus ↓)/ **Acenocoumarol**; Einzelfälle einer solchen WW auch für **Azithromycin** beschrieben, jedoch eindeutige Kausalitäts-zuordnung; Gerinnungsparameter kontrollieren und ggf. DA
Benzodiazepine	Risiko UW von **Midazolam/Triazolam** ↑ bei gleichzeitiger Gabe von **Erythromycin/Clarithromycin/Roxithromycin**[c], Einzelfallberichte; klinische Bedeutung der WW mit Roxithromycin noch unklar
Bromocriptin	Risiko UW/toxischer WI von **Bromocriptin** u. U. ↑ bei gleichzeitiger Gabe von **Erythromycin** (CYP3A4 u. U. ↓ und damit Abbau von Bromocriptin ↓)[a, d]
Buspiron	Risiko UW/toxischer WI von Buspiron u. U. ↑ bei gleichzeitiger Gabe von **Erythromycin** (Abbau von Buspiron ↓ wegen Hemmung von CYP3A4)[a, e]
Carbamazepin	Risiko UW/toxischer WI von **Carbamazepin** ↑ bei gleichzeitiger Gabe von **Erythromycin/Clarithromycin** (Abbau von CBZ ↓ , CYP3A4 durch Makrolide ↓), Kombnation möglichst vermeiden oder TDM von CBZ und ggf. DA; antimikrobielle WI von **Clarithromycin** ↓ bei gleichzeitiger Gabe von **CBZ** (Abbau des Makrolids u. U. ↑ , CYP3A4 durch CBZ ↑), Einzelfallbericht
Chinidin	Risiko UW/toxischer **Chinidin**wirkungen ↑ bei gleichzeitiger Gabe von **Erythromycin** (Abbau von Chinidin ↓ /biliäre und renale Exkretion ↓ , Beeinflussung von P-Glycoprotein); 2 Einzelfallberichte/pharmakokinetische US am Gesunden
Chloramphenicol	Verhinderung der Bindung von **Chloramphenicol** an die 50S-Untereinheit der Bakterienribosomen durch **Erythromycin**, antimikrobielle WI von Chloramphenicol u. U. ↓ ; Komb. vermeiden
Chlorpropamid	Cholestase bei gleichzeitiger Gabe von **Chlorpropamid** und **Erythromycin**; Einzelfallbericht
Cilostazol	Anstieg der AUC, sowie des C_{max} von Cilostazol bei gleichzeitiger Gabe von Erythromycin (für Clarithromycin erwartet, aber nicht belegt), wahrscheinlich NICHT bei gleichzeitiger Gabe von Azithromycin

Cimetidin	reversibler Hörverlust bei gleichzeitiger Gabe von **Cimetidin** und **Erythromycin** (möglicherweise durch ↓ Abbau von Erythromycin oder ↑ Absorption des Makrolids); Einzelfallbericht und Studie an 6 gesunden Probanden
Cisaprid	Risiko ventrikulärer Arrhythmien↑ bei gleichzeitiger Gabe von **Cisaprid** und **Erythromycin/Clarithromycin** (Abbau von Cisaprid↓ durch CYP3A4-Hemmung)
Clozapin	Risiko UW/toxischer WI von **Clozapin** u. U. ↑ bei gleichzeitiger Gabe von **Erythromycin** (Abbau von Clozapin ↓ durch Erythromycin-vermittelte Hemmung von CYP1A2 und CYP3A4); 2 Einzelfallberichte[f] (Studie an gesunden Probanden negativ, aber Dauer der Erythromycingabe für eine eindeutige Aussage zu kurz)
Colchicin	Risiko toxischer WI von **Colchicin**↑ bei gleichzeitiger Gabe von **Erythromycin** (Mechanismus unbekannt); Einzelfallbericht[g]
Cyclosporin	Risiko UW/toxischer WI von **CyA** ↑ bei gleichzeitiger Gabe von **Erythromycin/Clarithromycin/Roxithromycin**[h] (präsystemische Elimination von CyA↓, Absorption von CyA↑), Kombination vermeiden; für **Azithromycin** Einzelfallbericht über diese WW, aber klinische Bedeutung noch unklar
Delavirdin	Risiko UW/toxischer WI von **Delavirdin** und **Clarithromycin**↑ durch gegenseitige Abbauhemmung; klinische Überwachung empfohlen
Disopyramid	Erhöhtes Arrhythmierisiko bei gleichzeitige Gabe von Makroliden
Efavirenz	Abbau von **Clarithromycin** ↗ (Serumkonzentration um 40 % ↓ und Konzentration von 14-OH-Clarithromycin um den gleichen Betrag ↑), antimikrobielle WI des Makrolids wegen der unterschiedlichen Empfindlichkeit von Bakterien gegenüber Clarithromycin und 14-OH-Clarithromycin u. U. beeinträchtigt
Felodipin	Risiko UW/toxischer WI von **Felodipin**↑ bei gleichzeitiger Gabe von **Erythromycin** (Abbau von Felodipin↓)[a]; klinische Überwachung und ggf. DA
Fluorochinolone → S. 62	Risiko ventrikulärer Arrhythmien↑ bei gleichzeitiger Gabe von **Erythromycin** und **Gatifloxacin/Moxifloxacin** (möglicherweise additive WI auf das QTc-Intervall/Chinolonabbau ↓)
Halofantrin	Gegenseitige Verstärkung der QT-verlängernden Wirkung möglich
Herzglykoside	Risiko UW von **Digitoxin** u. U. ↑ bei gleichzeitiger Gabe von **Azithromycin** (Mechanismus unbekannt), 2 Einzelfallberichte; Risiko UW/toxischer WI von **Digoxin** ↑ bei gleichzeitiger Gabe von **Clarithromycin/Erythromycin/Roxithromycin** (hepatische/renale Exkretion des Glykosids u. U. ↓, Beeinflussung von P-Glycoprotein; evtl. - aber weniger wahrscheinlich - Störungen der Glykosidkinetik durch Beeinflussung der Darmflora); TDM und ggf. DA

Verapamil	Risiko kardiovaskulärer UW[q] von **Verapamil** ↑ bei gleichzeitiger Gabe von **Clarithromycin** (Abbau ↓); Einzelfallbericht
Vinblastin	Risiko toxischer Vinblastin-WI[e] bei gleichzeitiger Gabe von Erythromycin (Abbau und Vinblastin ↓); 3 Einzelfallberichte[r]
Ximelagatran	Verstärkte Bildung des aktiven Metaboliten von Ximelagatran bei gleichzeitiger Gabe von Erythromycin, aPTT-Verlängerung beschrieben, Kontrolle empfohlen, da klin. Relevanz unklar
Zidovudin → S.110	WI von **Zidovudin**[s] u. U. ↓ bei gleichzeitiger Gabe von **Clarithromycin** (Mechanismus unbekannt), klinische Bedeutung bislang ungeklärt; zeitversetzte Einnahme (Intervall: 4 Stunden) und klinische Überwachung empfohlen
Zopiclon	Absorption von Zopiclon ↑ und Ausscheidung ✓ bei gleichzeitiger Gabe von Erythromycin[a]; klinische Bedeutung bislang unklar

a Basis: US an gesunden Probanden
b WW mit Roxithromycin vermutl. **nicht** klinisch relevant
c Auswirkungen von Roxithromycin gering, möglicherw. klinisch **nicht** relevant
d Clearance von Bromocriptin um 70% ↓ und Erhöhung der maximale Plasmakonz. auf das Vierfache der Konz., die ohne gleichzeitige Gabe von Erythromycin erreicht wird
e möglicherweise auch bei gleichzeitiger Gabe von **Clarithromycin**
f je einmal Krampfanfälle und Neuro-toxizität unter der Kombination
g Patient mit Nieren- und Leberfkt.stör., lebensbedrohliche Colchicinvergiftung 2 Wochen nach Beginn der Erythromycintherapie
h jedoch nur geringgradig ↑ Serumkonzentration von CyA bei gleichzeitiger Gabe von Roxithromycin
i 3 Patienten mit Mycobacterium-avium-Komplex-Infektion
j mit Ausnahme von Einzelfallberichten gibt es kaum Hinweise darauf, die die Beeinträchtigung der kontrazeptiven Sicherheit hormonaler Verhütungsmittel signifikant belegen. Epidemiologische US ergaben für die meisten häufig verordneten, oralen Antibiotika keine signifikanten Unterschiede in der kontrazeptiven Sicherheit. Es gibt jedoch keine prädiktiven Faktoren, die es erlauben, Frauen mit ↑ Risiko (dass die hormonale Kontrazeption versagt), aus der Gesamtpopulation herauszufiltern.
k als alternative Corticosteroide stehen Prednison und Prednisolon (hier theoretisch jedoch nicht ausgeschlossen) zur Verfügung, bei denen diese Interaktion nicht auftritt
l leichter Ergotismus bis schwere Vasospasmen beschrieben
m diese Interaktion ist auch mit **Erythromycin** und anderen CYP3A4-Inhibitoren nicht ausgeschlossen.
n Basis: klinische Studie an HIV-Patienten
o bei nierengeschädigten Erwachsenen sollte eine Tagesmaximaldosis von 1 g Clarithromycin nicht überschritten werden.
p der Effekt von Azithromycin auf die Theophyllinkonz. ist gewöhnlich klein; aufgrund der langen WI-dauer von Azithromycin kann er noch lange nach Ende der Antibiotikagabe persistieren, so dass das Monitoring der Theophyllinth. noch längere Zeit fortgeführt werden muss.
q schwere Hypotension, Bradykardie
r nach Absetzen des Makrolids verschwanden die unerwünschten Symptome. Bei einem Pat. löste die erneute Medikation mit Erythromycin die gleiche Symptomatik aus wie bei der ersten Beobachtung (= kausaler Zush. zur Medikation).
s Zidovudin-Serumkonzentrationen mäßig ↓

1.6 Lincosamide

WM/WI: Hemmung der bakt. Proteinsynthese durch Angriff an der 50S-Untereinheit der Ribosomen (Hemmung der Peptidkettenbildung), vermutl. gemeinsame Bindungsstelle mit Erythromycin und Chloramphenicol; bakteriostatisch oder bakterizid in Abhängigkeit von erreichter Konz. am Ort der Infekt. und der Erreger-Empfindlkeit

empf.: Pneumokokken, Staphylokokken, Streptokokken, C. diphteriae, Anaerobier, B. fragilis, Cl. perfringens

resist.: Enterobakterien, P.aeruginosa, Enterokokken, Gonokokken, Meningokokken, H. influenzae, Mycoplasmen, Listerien

Ind: v. a. Infektionen durch Staphylokokken oder Anaerobier, Infekt. der Knochen und Gelenke (z.B. Osteomyelitis, septische Arthritis), Infekt. im HNO-, Zahn- und Kieferbereich, Infekt. der tiefen Atemwege‹ Infekt. des Becken- und Bauchraumes, der weiblichen Geschlechtsorgane (z. B. Zervizitis, Salpingitis), Infekt. der Haut, Hautanhangsgebilde und Weichteile, Sepsis, Endokarditis, perioperative Prophylaxe

UW: Übelkeit, Erbrechen, Diarrhoe, pseudomembranöse Kolitis, allergische Hautreaktionen, Erythema exsudativum, Thrombophlebitis (i.v.-Anw.)

KI: SS/SZ; Anw.Beschr. bei Myasthenia gravis

KI (Lincomycin): schwere Leberfunktionsstörungen; **Ink (Clindamycin):** Aminoglykoside

Clindamycin Rp	HWZ 1.5–5 h, Q₀ >0.8, PPB 90%, PRC B, Lact ?

Clindamycin Kps. 300mg **Clindahexal** Kps. 150, 300mg; Tbl. 450, 600mg; **Clindamycin ratioph.** Kps. 150, 300mg; Tbl. 600mg; Amp. 300mg/2ml, 600mg/4ml, 900mg/6ml **Clin Sanorania** Kps. 150, 300mg **Dentomycin** Kps. 150, 300mg **Sobelin** Kps. 75, 150, 300mg; Trockensaft (5ml = 75mg); Amp. 300/2ml, 600mg/4ml, 900mg/6ml **Turimycin** Kps. 150, 300mg	**HNO-, Zahn-, Kiefer-, Atemwegs-, abd-, Haut-, Knochen-, Weichteilinfektion:** 4 x 150–450mg p.o.; 2–4 x 200–600mg i.v./ i.m., max. 4.8g/d i.v.; **Ki. 4W.–5J.:** 8–25mg/kg/d p.o. in 3–4 Einzeldosen; **6–14J.:** 4 x 75–150mg p.o.; **4W.–14J.:** 20–40mg/kg/d i.v./i.m. in 3–4 Einzeldosen; **DANI** nicht erforderl.

Laborparameter-Veränderungen (fakultativ)

↑	SGPT (ALAT), SGOT (ASAT), AP, Bili i.S., Clindamycin: Eos
↓	Clindamycin: Leuko, Neutro, Thrombo

Chemische Inkompatibilitäten mit Injektions-/Infusionslösungen

Clindamycin	Ampicillin, Phenytoin-Na, Barbiturate, Aminophyllin, Calciumgluconat, Magnesiumsulfat
Lincomycin	Novobiocin, Kanamycin

Wechselwirkungen

Sollten unter der Antibiotikatherapie Durchfälle auftreten, kann die Absorption oder der enterohepatische Kreislauf anderer AM gestört und damit deren WI beeinträchtigt werden.

Aminoglykoside → S. 52	In-vitro-Antagonismus mit **Clindamycin** beobachtet (Antagonisierung der Aminoglykosid-WI), bislang kein Hinweis auf In-vivo-Antagonismus
Antibiotika, bakterizide	antibakterielle WI der bakteriziden Antibiotika ↓ bei gleichzeitiger Gabe von bakteriostatischen Wirkstoffen
Chloramphenicol	Verhinderung der Bindung von **Clindamycin** an die 50S-Untereinheit des Bakterienribosoms, dadurch ↓ antimikrobielle WI; Kombination vermeiden
Cyclosporin	WI von Cyclosporin ↓ bei gleichzeitiger Gabe von **Clindamycin** (Mechanismus nicht bekannt), 2 Einzelfallberichte mit positiver Reexposition; TDM/ggf. DA
Erythromycin → S. 43	In-vitro-Antagonismus sowohl mit **Lincomycin** als auch mit **Clindamycin**; Kombination vermeiden
Kaolin-Pektin	Absorption der Lincosamide[a]↓; v. a. bedeutsam für **Lincomycin**
Kontrazeptiva, orale	Beeinträchtigung der kontrazeptiven Sicherheit wegen des Einflusses der Lincosamide auf die Darmflora nicht ausgeschlossen[b] (alternative Kontrazeptionsmethode sollte aus Sicherheitsgründen empfohlen werden)
Muskelrelaxanzien	Muskelrelaxation durch Lincosamide verlängert und ↑, u. a. beschrieben für Tubocurarin, Pipecuronium, Atracurium, Rapacuronium, Succinylcholin[c]
Parasympatho-mimetika	Antagonisierung der Parasympathomimetika-WI durch **Clindamycin** möglich
Süßstoffe, cyclamathaltige	Absorption von **Lincomycin** ↓
Verapamil	Risiko UW/toxischer WI von **Verapamil**↑ bei gleichzeitiger Gabe von **Clindamycin** (Mechanismus unbekannt); Einzelfallbericht[d]

[a] Bei Clindamycin hemmt Kaolin-Pektin lediglich die Geschwindigkeit, nicht aber das Ausmaß der Absorption, so dass diese Interaktion für den antimikrobiellen Effekt nicht bedeutsam ist.
[b] mit Ausnahme von Einzelfallberichten gibt es kaum Hinweise, die die Beeinträchtigung der kontrazeptiven Sicherheit hormonaler Verhütungsmittel signifikant belegen. Epidemiologische US ergaben für die meisten häufig verordneten, oralen Antibiotika keine signifikanten Unterschiede in der kontrazeptiven Sicherheit. Es gibt jedoch keine prädiktiven Faktoren, die es erlauben, Frauen mit ↑ Risiko (dass die hormonale Kontrazeption versagt), aus der Gesamtpopulation herauszufiltern.
[c] Einzelfallbericht über eine verlängerte Apnoe bei einem Patienten, der mit Clindamycin und Succinylcholin behandelt wurde und dessen Leberfunktion eingeschränkt war.
[d] der Patient wurde außerdem mit Ceftriaxon behandelt (s. auch → S. 23).

1.7 Aminoglykoside

WM/WI: Hemmung der bakt. Proteinsynthese durch Bindung an die 30S-Untereinheit der Bakterienribosomen; es kommt zu Ablesefehlern der mRNA; bakterizid auf proliferierende/ruhende Keime, enterale Ammoniaksynthese↓ durch Elimination Ammoniak-produz. Darmbakterien (therapeut. genutzt bei Neomycin, Paromomycin)

empf.: Enterobakterien, Pseudomonas, Staphylokokken, Serratia, Yersinien, Pasteurellen, Brucellen

resist.: Streptokokken, Pneumokokken, Enterokokken, Anaerobier

Ind (Amikacin/Gentamicin/Netilmicin/Tobramycin): schwere Infekt. mit gramnegativen Erregern, dazu gehören u.a. Infekt. der Atemwege (v.a. nosokomiale Infekt.), des Bauchraumes (inkl. Peritonitis): septische Infekt. im Urogenitalbereich, Infekt. der Haut und Weichteile, Bakteriämie, Septikämie, Endokarditis, Osteomyelitis/eitrige Arthritis, infizierte/infektionsgefährdete Verbrennungen

Ind (Gentamicin/Tobramycin): Meningitis durch gramnegative Erreger, Infekt. oder drohende Infektionsgefahr bei Pat. mit o Abwehrlage

Ind (Paromomycin): Behandlung präkomatöser Zustände und zur Zusatzbehandlung des Leberkomas (Minderung der bakt. Ammoniakproduktion), präoperative Reduktion der Darmflora, Therapie des nichtinvasiven Amöbenbefalls des Darmlumens

UW: Schädigung des N. vestibulocochlearis, neuromuskuläre Blockade, Parästhesien, Nierenschäden, Blutbildveränderungen (Thrombo ↓, Eos ↑, Leuko ↓, Granulozyten ↓), allerg. Reaktionen

UW (Neomycin): Übelkeit, Erbrechen, Diarrhö, Malabsorptionssyndrom

KI: Vorschädigung d. N. vestibulocochlearis, terminale Niereninsuff., Gravidität, Stillzeit

---

Amikacin Rp HWZ 2,3h, Qo 0.02, PPB 10%, th. Serumspiegel (mg/l): min: < 10, max: 25

Amikacin Fresenius *Inf.Lsg.* 250, 500mg **Biklin** *Inf.Lsg.* 100, 250, 500mg	**Atemwegs-, abd., Urogenital-, Haut-, Weichteil-, Knocheninfektion, Sepsis, Endokarditis:** 10–15mg/kg i.v./i.m. in 2–3 Einzeldosen; **Ki.** < 6J: ini 10mg/kg, dann 2 x 7.5mg/kg i.v./i.m.; > 6J: s. Erw.; **DANI** ini 7.5mg/kg, dann Krea (mg/dl) x 9 = Dosisintervall (h); Ktr. Serumspiegel!

Gentamicin Rp HWZ 2 h, Qo 0.02, PPB <10%, th. Serumspiegel (mg/l): min:< 2, max: 10–12

Genta ct *Amp.* 40mg/1ml, 80mg/2ml **Gentamicin Hexal** *Amp.* 40mg/1ml, 80mg/2ml, 160mg/2ml **Gentamicin ratioph.** *Amp.* 40mg/1ml, 80mg/2ml, 160mg/2ml **Refobacin** *Amp.* 10mg/2ml, 40mg/1ml, 80mg/2ml, 120mg/2ml	**Abd., Urogenital-, Knocheninfektion, nosok. Pneumonie, Sepsis, Endokarditis, gram⊖ Meningitis:** 1 x 3–6mg/kg i.v./i.m.; **Ki.** bis 3W.: 4–7mg/kg/d i.v./i.m. in 1–2 Einzeldosen; > 4W.: 3 x 1.5–2.5mg/kg; **DANI** s. Fachinfo

Netilmicin Rp HWZ 2,6h, Q0 0.01, PPB <10%, th.Serumspiegel (mg/l) min: 2, max: 12	
Certomycin *Amp. 15mg/1.5ml, 50mg/1ml, 100mg/1ml, 150mg/1.5ml, 200mg/2ml*	**Atemwegs-, Urogen.-, Knochen-, Weichteil-, Magen-Darminfektion, Sepsis, Peritonitis:** 1 x 4–6mg/kg, max. 7.5mg/kg/d i.v./i.m.; **Ki.** < 1W.: 2 x 3mg/kg i.v./i.m.; > 1W.: 3 x 2–3mg/kg; **DANI** GFR > 70: 100%; 40–54: 50%; 20–29: 25%; 10–12: 10%; HD: n. Dialyse 2mg/kg i.v

Paromomycin Rp	HWZ 2.6h
Humatin *Kps. 250mg; Pulver (1Fl. = 1g)*	**Leberkoma:** 1–2g/d p.o., max. 3g/d; **Darmdekontamination präop:** 4g/d p.o. f. 2d; **nichtinvasive Amöbenenteritis:** 15–25mg/kg/d p.o. f. 5d

Tobramycin Rp HWZ 2 h, Q0 0.02, keine PPB, th. Serumspiegel (mg/l) min < 2, max: 12	
Brulamycin *Inj.Lsg. 40mg/1ml, 80mg/2ml* **Gernebcin** *Inj.Lsg. 20mg/2ml, 40mg/1ml, 80mg/2ml* **Tobi** *Inhal.Amp. 300mg/5ml* **Tobra-cell** *Inj.Lsg. 20mg/2ml, 40mg/1ml, 80mg/2ml* **Tobramycin Mp** *Inj.Lsg. 40mg/1ml, 80mg/2ml*	**Atemwegs-, Harnwegs-, abd. Knochen-, Haut-, Weichteilinfektion, Sepsis, Endokarditis, gram$^\ominus$ Meningitis:** 3 x 1–2mg/kg i.v./ i.m.; **Ki.** 3 x 2-2.5mg/kg i.v./i.m.; **DANI** s. Fachinfo; **chron. Lungeninfektion mit P. aeruginosa bei Mukoviszidose >6J.:** 2 x 300mg inhalieren f. 28d, dann 28d Pause

Laborparameter-Veränderungen (fakultativ)

↑	SGPT (ALAT), SGOT (ASAT), AP, LDH, Bili i.S., Hns-N i.S., Crea i.S.
↓	Natrium, Kalium, Calcium, Magnesium

Interferenzen mit Laboruntersuchungen

Wirkstoff	Laborparameter	Art der Interferenz
Aminoglykoside	Aminosäuren i.U. (Ninhydrin-Reaktion)	falsch-positive Ergebnisse (Aminoglykoside reagieren ebenfalls mit Ninhydrin)

Chemische Inkompatibilitäten mit Injektions-/Infusionslösungen

Aminoglykoside sollten grundsätzlich getrennt von anderen Antibiotika injiziert/infundiert werden, um eine mögl. (gegenseitige) Abschwächung der antimikrobiel. WI auszuschließen.

Gentamicin	Penicilline, Cephalosporine, Diazepam, Furosemid, Flecainid, Heparin-Na
Netilmicin	Chloramphenicol, Sympathomimetika, Vitamin-B-Komplex, Multivit-amine, Diphenhydramin-HCl, Neostigminmethylsulfat
Tobramycin	Penicilline, Cephalosporine, Heparin-Na

Wechselwirkungen

Sollten unter der Antibiotikatherapie Durchfälle auftreten, kann die Absorption oder der enterohepatische Kreislauf anderer AM gestört und damit deren WI beeinträchtigt werden.

Acarbose	Erhöhtes Risiko unerwünschter Wirkungen von Acarbose bei gleichzeitiger Gabe von Neomycin, Blutzuckerkontrolle empfohlen
Amphotericin B → S. 116	gegenseitige Verstärkung der Nephrotoxizität (synergistischer Effekt); wenn die Kombination **nicht** vermieden werden kann, regelmäßig Kontrolle der Nierenfunktion nötig!
Antibiotika, bakteriostatische	antibakterielle WI der bakteriziden Antibiotika ↓ bei gleichzeitiger Gabe von bakteriostatischen Wirkstoffen
Antikoagulanzien, orale	Antikoagulation u. U. ↑ bei gleichzeitiger **oraler** Gabe von **Neomycin** (Verfügbarkeit von Vitamin K↓); Kontrolle der Gerinnungsparameter und ggf. DA des Antikoagulans (falls Kombination unbedingt nötig)
Arzneimittel zur Myasthenie-Behandlung	WI der Antimyasthenika durch Aminoglykoside möglicherweise aufgehoben oder abgeschwächt; klinische Kontrolle empfohlen
Bisphosphonate	gegenseitige Verstärkung der hypokalzämischen WI bei Kombination mit Aminoglykosiden nicht ausgeschlossen (Einzelfallbericht über eine schwere Hypokalzämie für **Netilmicin/Clodronsäure**)
Bumetanid	gegenseitige Verstärkung der Ototoxizität (additiver Effekt), tierexperimentelle Ergebnisse, klinische Bedeutung unklar; Kombination möglichst vermeiden
Capreomycin	wegen gegenseitiger Verstärkung der oto-, nephrotoxischen und neuromuskulär blockierender WI Kombination parenteraler Aminoglykoside mit **Capreomycin** vermeiden
Cefalexin	gegenseitige Verstärkung der nephrotoxische WI[a] bei gleichzeitiger Gabe von **Gentamicin** und **Cefalexin**; Kombination bei älteren Pat. oder Pat. mit vorbestehenden Nierenfunktionsstörung vermeiden
Cephalotin	gegenseitige Verstärkung der nephrotoxischen WI[a] bei gleichzeitiger Gabe von **Gentamicin/Tobramycin** und **Cephalotin**; Kombination bei älteren Pat. oder Pat. mit vorbestehenden Nierenfunktionsstörung vermeiden
Cisplatin	gegenseitige Verstärkung der Nephrotoxizität; Kombination möglichst vermeiden
Clindamycin → S. 50	in vitro-Antagonismus mit **Clindamycin** beobachtet (Antagonisierung der WI der Aminoglykoside); bislang kein Hinweis auf **In-vivo**-Antagonismus

Cyclosporin	gegenseitige Verstärkung der Nephrotoxiziät; Kombination möglichst vermeiden; bei therapeutischer Notwendigkeit TDM von CyA und Kontrolle der Nierenfunktion
Digoxin	therapeutische WI u. U. ↓ bei gleichzeitiger **oraler** Gabe von **Gentamicin/Neomycin** (Absorption des Glykosids ↓); TDM und ggf. DA von Digoxin (zeitversetzte Einnahme verhindert die WW **nicht**)
Dimenhydrinat	bei gleichzeitiger Gabe von **Dimenhydrinat** und **Aminoglykosiden** werden frühe Symptome der vestibularen Toxizität der Aminoglykoside u. U. maskiert
Etacrynsäure	gegenseitige Verstärkung der ototoxischen WI; Kombination möglichst vermeiden
5-Fluorouracil	Absorption von **5FU** ↓ bei gleichzeitiger **oraler** Gabe von **Neomycin**
Furosemid	gegenseitige Verstärkung der oto- und nephrotoxischen WI[c]; wenn möglich Kombination vermeiden, sonst Kontrolle der Nierenfunktion und evtl. audiologische Kontrollen
Gallium	gegenseitige Verstärkung der nephrotox. WI; Komb. vermeiden
Ibuprofen	ANV unter Ibuprofen und **i.v.** applizierten Aminoglykosiden; 4 Einzelfallberichte[d]
Indometacin	Risiko UW/toxischer WI der Aminoglykoside bei Frühgeborenen ↑ (nach Gabe von Indometacin wegen eines persistierenden Ductus arteriosus); Empfehlung: Aminoglykosiddosis ↓ und TDM
Inhalations-anästhetika	Nephrotoxizität der Aminoglykoside möglicherweise ↑ (für Enfluran und Methoxyfluran beschrieben, Mechanismus unklar); Kombin. möglichst vermeiden (v.a. bei Pat. mit Nierenfunktionsstörung)[b]
Lactulose	**Lactulose**-bedingte enterale Ammoniakentgiftung ↑ bei gleichzeitiger Gabe von **Neomycin**
Lorazepam	Verkürzung der Halbwertszeit von Lorazepam bei gleichzeitiger Gabe von Neomycin (wahrscheinlich Störung des enterohepatischen Kreislaufs des Benzodiazepins)
Magnesiumsulfat	Risiko einer neuromuskulären Blockade ↑ (additiver Effekt)[e]; Einzelfallbericht: Atemstillstand bei einem Neugeborenen (Behandlung der Mutter pränatal mit MgSO4) nach Gabe von Gentamicin, reversibel nach Absetzen des Aminoglycosids
Malathion	Risiko einer Atemdepression[f] ↑
Methotrexat	WI von **MTX** ↓ bei gleichzeitiger **oraler** Gabe von Aminoglykosiden (Absorption ↓); Kombination vermeiden
Miconazol	WI von **Tobramycin** ↓ bei gleichzeitiger Gabe von **Miconazol**, Einzelfallbericht; Kombination vermeiden
Muskelrelaxanzien	neuromusk. Blockade ↑ (additive WI); klin. Monitoring empfohlen[g]

Penicilline → S. 5	WI von Aminoglykosiden[h] ↓ bei hohen Konzentration von **Piperacillin** (Inaktivierung des Aminoglykosids)[i], TDM[j]; Absorption von **Penicillin V** ↓ durch gleichzeitige **orale** Gabe von **Neomycin**
Polygelin	möglicherw. ↑ Risiko nephrotox. Effekte bei gleichzeitiger Gabe von Gentamicin (kann für andere Aminoglycoside nicht ausge-schlossen werden), Kontrolle d. Nierenfunktionsparameter empfehlen
Polymyxine	gegenseitige Verstärkung der nephrotoxischen WI und ↑ neuromuskuläre Blockade; Kombination möglichst vermeiden
Spironolacton	Geschwindigkeit der Absorption (C$_{max}$) von Spironolacton ↓ bei **oraler** Gabe von **Neomycin**; Ausmaß der Absorption unbeeinflusst (AUC), das heißt, klinische Relevanz v. a. bei Dauertherapie mit Spironolacton relativ unwahrscheinlich
Sucralfat	**In-vitro-Tobramycin**konzentration schnell , bei Inkubation des Aminoglykosids mit **Sucralfat**; klinische Bedeutung unklar (möglicherweise jedoch WI einer selektiven Darm-dekontamination ↓ mit Hilfe **oral** applizierter Aminoglykoside)
H^{99}-Technetium	Anreicherung des Isotops in der Niere verändert (durch Gentamicin-bedingte Beeinflussung der Nierenfkt.) und so Produktion falsch-positiver Szintigramme
Vancomycin → S. 75	ggs. Verstärkung der oto- und/oder nephrotox. WI[k]; Komb. meiden
Vitamin A, B12	Absorption der Vit. ↓ bei gleichzeitiger **oraler** Gabe von **Neomycin**
Zalcitabin	renale Exkretion von Zalcitabin ↓ bei gleichzeitiger Gabe von Aminoglykosiden

[a] Interaktion auch für andere Vertreter der jeweiligen Substanzklasse nicht ausgeschlossen, auch wenn keine Fälle publiziert sind. Bei den Cephalosporinen sind vorwiegend ältere Verbindungen betroffen.

[b] wahrscheinlich auch andere Inhalationsnarkotika von dieser Interaktion betroffen

[c] in pharmakokinetischen Untersuchungen Nachweis, dass die gleichzeitige Gabe von Furosemid und Gentamicin zu einer Verringerung der Gentamicinclearance und damit zu einer ↑ Gentamicinserumkonz. führt. Ursache ist wahrscheinlich die Furosemid-bedingte Verringerung der GFR (signifikant ↓ Inulinclearance).

[d] Kinder mit Mukoviszidose

[e] beschrieben u.a. bei einem Neugeborenen, das mit einem Aminoglykosid behandelt wurde und dessen Mutter Magnesiumsulfat einnahm

[f] Interaktion bei topischer Malathionanwendung eher unwahrscheinlich, da Malathion kaum über die Haut absorbiert wird

[g] die Wirkung von **Atracurium** wird möglicherweise nicht verändert

[h] **Netilmicin** möglicherweise nicht von dieser Interaktion betroffen.

[i] bei Patienten mit (chronischem) Nierenversagen beobachtet

[j] die Proben sollten eingefroren werden, um eine In-vitro-Inaktivierung zu verhindern.

[k] wahrscheinlich bei Kindern häufiger als bei Erwachsenen, aber widersprüchliche Daten (in einer kleinen Studie mit 14 Kindern kein Nachweis negativer Auswirkungen einer Kombination aus **Amikacin** und **Vancomycin** auf die Nierenfkt.); Interaktion mit Teicoplanin kann nicht ausgeschlossen werden

Antidiabetika, orale	Hyper- und Hypoglykämien bei gleichz. Gabe von **Gatifloxacin**, auch WW mit Antidiabetika beobachtet, BLZ-Kontrolle empfohlen (bitte auch bei anderen Fluorochinolonen aus Sicherheitsgründen); Hypoglykämie bei gleichz. Gabe von **Ciprofloxacin** und **Glibenclamid/Glyburid** (Einzelfälle)
Antihistaminika, 2. Generation	Arrhythmierisiko gegebenenfalls↑ durch Hemmung des Metabolismus der Antihistaminika oder additive WI auf das QTc-Intervall (**Moxifloxacin**); Kombination möglichst vermeiden
Antikoagulanzien, orale	Gerinnungshemmung↑ bei Kombination von **Warfarin** und **Ciprofloxacin/Levofloxacin/Norfloxacin/Ofloxacin** (Einzelfallserien); Kontrolle der Gerinnungsparameter und ggf. DA empfohlen[c]
β–Rezeptorenblocker	Risiko UW/tox. WI von **Metoprolol**↑ bei gleichzeitiger Gabe von **Ciprofloxacin**[d] (Metoprololabbau↓); theoretisches Arrhythmierisiko↑ bei Kombination von **Moxifloxacin**
Chinidin	Arrhythmierisiko↑ bei gleichzeitiger Gabe von **Moxifloxacin** (theoretische Erwägung zur additiven WI auf das QTc-Intervall), Kombination möglichst vermeiden; evtl. pharmakokinetische WW von **Chinidin** mit **Ciprofloxacin** und/oder Metronidazol, Einzelfallbericht
Cimetidin	Clearance von **Levofloxacin/Pefloxacin**↓[d, e]
Cisaprid	Arrhythmierisiko↑ bei gleichzeitiger Gabe von **Moxifloxacin** (theoretische Erwägung zur additiven WI auf das QTc-Intervall)
Clozapin	Risiko UW/toxischer WI von **Clozapin**↑ bei gleichzeitiger Gabe von **Ciprofloxacin**[f] (CYP1A2↓)
Coffein	Abbau von **Coffein**↓ (CYP1A2↓ durch Gyrasehemmer); Arztinformation: **Enoxacin** vermutlich mit der **stärksten** WW; Patienteninformation: hohen Coffeinkonsum während einer Therapie meiden
Cyclosporin	Risiko toxischer WI von CyA↑ bei gleichzeitiger Gabe von **Ciprofloxacin/Norfloxacin** (Abbau von CyA↓)[g]; Abstoßungsrate bei Nierentransplantatträgern↑ bei Kombination CyA/**Ciprofloxacin** (Immunsuppression u. U.↓)[h]; TDM und Überwachung der Nierenfunktion empfehlen
Diazepam	Risiko UW/toxischer WI des Benzodiazepins↑ bei gleichzeitiger Gabe von **Ciprofloxacin** (Abbau von Diazepam↓)[d]
Didanosin	Absorption von **Ciprofloxacin**↓ (u. a. Fluoroquinolonen) durch mehrwertige Kationen in der Didanosinformulierung; zeitversetzte Einnahme!

Digoxin	Risiko UW/toxischer WI von **Digoxin** ↑ bei gleichzeitiger Gabe von **Enoxacin**[d]; TDM und ggf. DA empfohlen
Eisen	Absorp. der Fluoroquinolone[d] ↓; zeitversetzte Einnahme empfohlen
Erythromycin → S. 43	Arrhythmierisiko bei gleichzeitiger Gabe v. **Moxifloxacin** ↑ (additive WI auf QTc-Intervall); Kombination vermeiden
Foscarnet	Krampfanfälle bei gleichzeitiger Gabe von **Ciprofloxacin**/ **Norfloxacin**; Einzelfallberichte bei Patienten **ohne** prädisponierende Faktoren
Imipenem → S. 73	gegenseitige Verstärkung der prokonvulsiven WI bei gleichzeitiger Gabe von **Imipenem/Cilastatin**; klinische Bedeutung unklar[h]
Lithium	Lithiumtoxizität bei gleichzeitiger Gabe von **Levofloxacin** ↑; TDM empfohlen; Einzelfallbericht
Mefloquin	Cave: Gegenseitige Verstärkung der QT-verlängernden Effekte möglich, einschließlich der Auslösung klinisch relevanter Arrhythmien; möglicherweise auch erhöhte Krampfneigung (Einzelfälle, Kausalität unklar)
Methadon	Einzelfallbericht[i]: verstärkte zentralnervöse Dämpfung bei gleichzeitiger Gabe von Methadon und Ciprofloxacin (Wechselwirkung am Methadonabbau)
Methotrexat	Risiko UW/toxischer WI von **MTX** ↑ bei gleichzeitiger Gabe von **Ciprofloxacin** (Elimination von MTX ↗); 2 Einzelfälle (schwere klinische MTX-Toxizität)
Metoclopramid	Absorption von **Ciprofloxacin** ↗ ohne Einfluss auf die AUC[j]
Mexiletin	Risiko UW/toxischer WI von **Mexiletin** ↑ bei gleichzeitiger Gabe von **Ciprofloxacin** (Abbau des Antiarrhythmikums ↓)[d]
Midazolam	Serumkonz. des Benzodiazepins ↑ bei gleichzeitiger Gabe von **Ciprofloxacin** (Abbau ↓); Einzelfallbericht
Milch/Milchprodukte	Absorption von Chinolonen ↓ (Ausmaß substanzabhängig); zeitversetzte Einnahme empfohlen
Morphin	Absorption von **Ciprofloxacin** ↓ bei gleichzeitiger i.m.-Gabe von **Papaveretum**[k] (Risiko bei anderen Fluorochinolonen nicht bekannt)
NSAR	Risiko UAW im ZNS ↑ bei gleichzeitiger Gabe von NSAR und Chinolonen; u. a. Krampfanfälle[l]
Olanzapin	Risiko UW/toxischer WI von **Olanzapin** ↑ bei gleichzeitiger Gabe von Fluorochinolonen, CYP1A2 ↓ (Abbau von Olanzapin ↓); Einzelfallbericht im Zusammenhang mit **Ciprofloxacin**

Pentamidin	Arrhythmierisiko ↑ bei gleichzeitiger Gabe von **Moxifloxacin/ Pentamidin** (additiver Effekt auf das QTc-Intervall, Abbau des Chinolons ↓ ?); Kombination möglichst vermeiden
Pentoxifyllin	Kopfschmerzen b. gleichzeitiger Gabe von Pentoxifyllin und **Cipro- floxacin** (Abbau von Pentoxifyllin ↓); Komb. möglichst vermeiden
Piperacillin → S. 15	additiv ↑ antimikrobielle WI bei gleichzeitiger Gabe von Piperacillin (m./o. Tazobactam) und **Ciprofloxacin**[m]
Phenothiazine	Arrhythmierisiko ↑ bei gleichzeitiger Gabe mit **Moxifloxacin** (additiver Effekt auf das QTc-Intervall) – theoretische Erwägung; Kombination möglichst vermeiden
Phenytoin	veränderte WI von DPH (Serumkonzentration ↑, aber auch Einzelfall mit DPH ↓ !) bei gleichzeitiger Gabe mit **Ciprofloxacin**[n]; TDM von DPH und ggf. DA
Probenecid	renale Exkretion einiger Fluorochinolone ↓[o, d]; klin. Relevanz unklar
Procainamid	Risiko UW/toxischer WI des Antiarrhythmikums ↑ bei gleichzeitiger Gabe von **Ofloxacin** (Mechanismus unbekannt), klinische Überwachung empfohlen[d]; Arrhythmierisiko ↑ bei gleichzeitiger Gabe von **Moxifloxacin** (additive WI auf das QTc-Intervall), Kombination vermeiden
Ranitidin	Absorption von **Enoxacin** ↓ (um ca. 60%!); Komb. möglichst meiden
Ropinirol	WI von Ropinirol ↑ bei gleichzeitiger Gabe von **Ciprofloxacin/ Enoxacin** (Abbau ↓); Kombination möglichst vermeiden[p]
Ropivacain	Verminderte Clearance bei gleichzeitiger Gabe mit Ciprofloxacin
Sucralfat	Absorption von Fluorochinolonen ↓[q]; zeitversetzte Einnahme empfohlen
Supplemente (Magnesium, Calcium)	Absorp. von Fluorochinolonen ↓ bei Supplementation mehrwertiger Kationen; zeitversetzte Einnahme empfohlen
Tacrolimus	erhöhte Serumkonzentration bei gleichzeitiger Gabe von Levofloxacin TDM empfohlen
Theophyllin	Risiko UW/toxischer WI von Theophyllin ↑ (Abbau ↓)[r], Krampfneigung ↑ (additive neurotoxische WI); TDM und ggf. DA empfohlen, interagierende Chinolone meiden (ausgeprägteste WW für **Enoxacin** berichtet[s]!); WW u. U. ↑, wenn gleichzeitig **Erythromycin/Clarithromycin** gegeben wird!
Ursodeoxycholsäure	Einzelfallbericht: verminderte Bioverfügbarkeit von Ciprofloxacin
Ursodiol	Absorption von **Ciprofloxacin** ↓
Wismutsubsalicylat	Bioverfügbarkeit von **Enoxacin** ↓ (ca. 25%); zeitversetzte Einnahme
Zink	Absorp. von Chinolonen ↓[d]; zeitversetzte Einnahme empfohlen[t]

Zolmitriptan	Abbau von **Zolmitriptan** ↓ bei gleichzeitiger Gabe von **Ciprofloxacin** (CYP1A2 ↓); Dosisreduktion empfohlen

a In Deutschland nicht auf dem Markt
b 5 Berichte über Blutungen, bei der FDA bis 1997 66 Fälle gemeldet (Kausalitätszuordnung schwierig)
c **Enoxacin** verändert die Clearance von R-Warfarin, aber nicht von S-Warfarin. Eine Veränderung der INR unter Warfarin/Enoxacin ist nicht bekannt
d Basis: pharmakokinetische Untersuchungen an gesunden Probanden
e Veränderungen der Levofloxacinverfügbarkeit wahrscheinlich klinisch nicht relevant
f bei anderen Gyrasehemmern, die ebenfalls CYP1A2 hemmen, nicht ausgeschlossen!
g wahrscheinlich keine Interaktion mit Enoxacin, Levofloxacin, Ofloxacin
h Basis: retrospektive Fall-Kontroll-Studie
i schwere zentrale Dämpfung, Verwirrtheit und Atemdepression bei einem Patienten, der stabil mit Methadon substituiert wurde (> 6 Jahre ohne Probleme), nach Beginn einer Ciprofloxacintherapie
j die ↗ Absorption (ohne Einfluss auf das Ausmaß der Absorption) (AUC) ist in der Regel ohne klinische Relevanz
k Papaveretum = Gemisch aus 253 Teilen Morphin HCl, 23 Teilen Papaverin HCl und 20 Teilen Codein HCl (Dosis des Hauptbestandteils entspricht ca. 10 mg Morphin wasserfrei)
l Fenbufen + Enoxacin (7 Fälle), auch für andere Kombinationen beobachtet, nicht jedoch für **Acetylsalicylsäure**
m Basis: pharmakodynamische Studie an Probanden
n Basis: Studie an 7 Patienten
o Ciprofloxacin, Ofloxacin (Ausmaß der Interaktion gering), Norfloxacin, Levofloxacin (Ausmaß klinisch nicht relevant)
p andere Fluorochinolone interferieren vermutl. nicht in klinisch relevantem Ausmaß mit Ropinirol
q Basis: Einzelfallberichte und Untersuchungen an gesunden Probanden
r mit Levofloxacin (Vorsicht bei Levofloxacin + Clarithromycin, Einzelfallbericht!), Ofloxacin wahrscheinlich **nicht** zu erwarten
s durch **Enoxacin** ↑ Serumkonz. um 260–350%!
t **Cave**: Viele Multivitaminpräparate enthalten auch Zink!

1.9.1 Fluorierte Chinolone – Gruppe I

empf.: Enterobakterien, Campylobacter, Salmonellen, Shigellen, Gonokokken
resist.: Anaerobier, Chlamydien, Mykoplasmen, E. faecium, Ureaplasmen
UW/KI s. Nicht-fluorierte Gyrasehemmer → 57
Ink (Fluorochinolone): Antazida, Calciumsalze, Didanosin, Sucralfat, Theophyllin
Ink (Norfloxacin): Milch

Norfloxacin Rp	HWZ 2–4 h, Q0 0.7, PPB <15%, PRC C, Lact ?
Bactracid Tbl. 400mg	**Harnwegsinfektion, Prostatitis,**
Barazan Tbl. 400mg	**bakt. Enteritis:** 2 × 400mg p.o.;
Firin Tbl. 400mg	**DANI** GFR < 30: 1 × 400mg
Norflohexal Tbl. 400mg	
Norflosal Tbl. 400mg	
Norfloxacin ratioph. Tbl. 400mg	
Norfluxx Tbl. 400mg	

1.9.2 Fluorierte Chinolone – Gruppe II

Gruppe II: hohe Aktivität gg. Enterobakterien, H. influenzae, Legionella; unterschiedliche Aktivität gg. P. aeruginosa; schwache Aktivität gg. Staphylokokken, Pneumokokken, Enterokokken, Mycoplasmen, Chlamydien; **UW/KI** s. Nicht-fluorierte Gyrasehemmer → 57; **Ink** (Chinolone): Eisensalze; **Ink** (Ciprofloxacin): Milch, Sulfonylharnstoffe

Ciprofloxacin Rp	HWZ 3–6h, Qo 0.5, PPB 20–30%, PRC C, Lact -
Ciprobay Tbl. 100, 250, 500, 750mg; Trockensaft (5ml = 250, 500mg); Inf.Lsg. 100mg/50ml, 200mg/100ml, 400mg/200ml **Ciprobeta, Ciprofloxacin ratioph.** Tbl. 100, 250, 500, 750mg **Ciprohexal** Tbl. 250, 500, 750mg; Inf.Lsg. 100mg/50ml, 200mg/100ml, 400mg/200ml **Gyracip** Tbl. 250, 500, 750mg **Infectocipro** 5%, 10% Trockensaft (5ml = 250, 500mg) **Keciflox** Tbl. 100, 250, 500, 750mg	HNO-, Atemwegs-, Urogenital-, abd.-, Haut-, Weichteil-, Knocheninfektion, Sepsis, Neutropenie: 2 x 250–750mg p.o.; 2 x 200–400mg i.v.; **unkompl. Harnwegsinfektion:** 2 x 100mg p.o./i.v.; **DANI** GFR < 30: max. 500mg/d p.o., max. 400mg/d i.v.
Enoxacin Rp	HWZ 4.3–6.4h, Qo 0.2, PPB 30%, PRC C, Lact ?
Enoxor Tbl. 200mg	HNO-, Atemwegs-, Hautinfektion: 2 x 400mg p.o.; **unkompl. HWI:** 2 x 200mg f. 3d; **DANI** GFR < 30: max. 2 x 200mg
Ofloxacin Rp	HWZ 5–7.5h, Qo 0.1, PPB 25%, PRC C, Lact -
Gyroflox Tbl. 200, 400mg **Oflohexal** Tbl. 100, 200, 400mg **Oflox ct** Tbl. 200, 400mg **Ofloxacin ratioph.** Tbl. 100, 200, 400mg **Tarivid** Tbl. 100, 200, 400mg; Inf.Lsg. 200mg/100ml, 400mg/200ml	HNO-, Atemwegs-, urogen.-, abd.-, Haut-, Weichteil-, Knocheninfektion, Enteritis, Neutropenie: 2 x 200mg p.o./i.v.; **unkompl. Harnwegsinfektion:** 2 x 100mg p.o./i.v. f. 3d; **Gonorrhoe:** 1 x 400mg p.o.; **DANI** GFR 20–50: 100–200mg/d; < 20, HD: 100mg/d

1.9.3 Fluorierte Chinolone – Gruppe III

Gruppe III: zusätzlich Aktivität gg. Staphylokokken, Pneumokokken, Streptokokken, Chlamydien, Mykoplasmen; **UW/KI** s. Nicht-fluorierte Gyrasehemmer → 57; **Ink** → 57;

Levofloxacin Rp	HWZ 7h, Qo 0.23, PPB 30–40%, PRC C, Lact -
Tavanic Tbl. 250, 500mg; Inf.Lsg. 250mg/50ml 500mg/100ml	Atemwegs-, Haut-, Weichteil-, kompl. Harnwegsinfektion, Sinusitis: 1–2 x 250–500mg p.o./i.v.; **DANI** GFR 20–50: max. 2 x 250mg; 10–19: max. 2 x 125mg; < 10, HD: max. 1 x 125mg

1.9.4   Fluorierte Chinolone – Gruppe IV

Gruppe IV: zusätzlich verbesserte Aktivität gg. Anaerobier;
UW/KI s. Nicht-fluorierte Gyrasehemmer → 57;
Ink → 57; **Ink** (Moxifloxacin): Amiodaron, Chinin, Disopyramid, Erythromycin, Sotalol

Moxifloxacin Rp	HWZ 12h, Qo 0.8, PPB 41%, PRC C
Actimax *Tbl.* 400mg	**Atemwegsinfektionen, amb. erworb.**
Avalox *Tbl.* 400mg; *Inf.Lsg.* 400mg/250ml	**Pneumonie, Sinusitis, kompl. Haut- u.**
Avelox *Tbl.* 400mg	**weichteilinfektionen:** 1 x 400mg p.o./i.v.; **DANI** nicht erforderl.; **DALI** Child C: KI

1.10   Folsäureantagonisten
1.10.1   Sulfonamide

WM/WI: kompetitive Hemmung der Folsäuresynthese aus Aminobenzoesäure; bakteriostatisch
empf.: Toxoplasmen
Ind: Toxoplasmose (akute und rezidivierende Form in Komb. mit Pyrimethamin)
UW: Übelkeit, Erbrechen, allergische Reaktionen, Erythema exsudativum multiforme, Photosensibilisierung, Nierenschädigung, Blutbildveränderungen (Thrombo↓, Leuko↓, Eos↑, Agranulozytose, Anämie, Sulf-/Methämoglobinämie), Arthralgie, Kopfschmerzen
KI: Sulfonamidüberempfindlichkeit, Erythema exsudativum i.d. Anamnese, schwere Leber- u. Nierenfunktionsstörungen, Gravidität (1. + 3. Trim.), strenge Ind.Stell. i.d. Stillzeit

Sulfadiazin Rp	HWZ 7–16h, Qo 0.45, PPB 55%, PRC C, Lact –
Sulfadiazin-Heyl *Tbl.* 500mg	**Toxoplasmose:** 2–4g/d p.o. in 3–6 Einzeldos. **Ki.>2M.:** 65–150mg/kg/d max. 1,5g/d in 3–6 Einzeldosen; Komb. m. Pyrimethamin → 82

Laborparameter-Veränderungen (fakultativ)

↑	SGPT, SGOT, Bili, Hns-N, Crea, Eos
↓	Hb/Hk, Leuko (gesamt), Thrombo, Ery, Granulozyten, Glucose i.B.

Interferenzen mit Laboruntersuchungen

Wirkstoff	Laborparameter	Art der Interferenz
Sulfonamide	Gluc. i. U. (Methode nach Benedict), Prot. i.U. (Sulfosalicyl-methode)	falsch-positiv
	Crea i.S. (Methode nach Jaffé)	falsch-positiv (10% zu hoch)
	Urobilinogen (Teststreifen)	Verfälschung

Trimethoprim + Sulfamethoxazol Rp (Cotrimoxazol)	Qo (T/S) 0.5/0.8, PPB 65%/40%, PRC C, Lact ?
Berlocid Tbl. 80+400mg, 160+800mg **Cotrimhexal** Tbl.160+800mg **Cotrim ratioph.** Tbl. 80+400, 160+800mg; Saft (5ml = 40+200, 80+400mg); Amp. 80+400mg/5ml **Drylin** Tbl. 80+400, 160+800mg **Eusaprim** Tbl. 160+800mg; Saft (5ml = 40+200, 80+400mg) **Kepinol** Tbl. 20+100mg, 80+400, 160+ 800mg; Saft (5ml = 40+200, 80+400mg) **Sigaprim** Tbl. 160+800mg	**Atemwegs-, HNO-, Harnwegs-, Genital- traktinfektion, bakt. Enteritis, Salmonellose, Shigellose, Nocardiose:** 2 x 160 + 800mg p.o.; i.v.; Ki. 6W.–5M.: 2 x 20 + 100mg; 6M.–5J.: 2 x 40 + 200mg; 6–12J.: 2 x 80 + 400mg; DANI GFR > 30: 100%; 15–30: 50%; < 15: KI; **Pneumocystis-carinii-Pneumonie:** 20 + 100mg/kg/d i.v. in 4 Einzeldosen f. 21d; Pro.: 3 x/W. 160 + 800mg p.o.

Laborparameter-Veränderungen (fakultativ)

Zum Sulfonamidanteil → S. 64

↑	SGOT, SGPT, Bili, Hns-N, Crea i.S., Kalium i.S.
↓	Leuko (gesamt, Granulozyten), Thrombo

Interferenzen mit Laboruntersuchungen

Wirkstoff	Laborparameter	Art der Interferenz
Für den Sulfonamidanteil → S. 64		
TMP	Creatininbestimmung nach Jaffé	falsch-pos. Ergebnisse (ca. 10% ↑)
	MTX im Serum (kompetitive Eiweißbindungsmethode) MTX-RIA wird nicht beeinflusst.	Verfälschung der Ergebnisse

Chemische Inkompatibilitäten mit Injektions-/Infusionslösungen

Cotrimoxazol	Lösungen, die den pH-Wert unter 8 erniedrigen; zum Verdünnen nur die vom Hersteller angegebenen Infusionslösungen verwenden: Glukose 10%, Glukose 5%, Ringer-Lösung, NaCl 0,9%

Wechselwirkungen

Neben den hier aufgeführten WW bitte auch die WW der Sulfonamide → S. 64 beachten.
Sollten unter der Antibiotikatherapie Durchfälle auftreten, kann die Absorption oder der
enterohepatische Kreislauf anderer AM gestört und damit deren WI beeinträchtigt werden.

ACE-Hemmer	möglicherweise Risiko K+ ↑ (Einzelfallbericht[a]) bei gleichzeitiger Gabe von TMP; Kaliumkonzentration überwachen
Alkohol	Disulfiram-ähnliche WI von **Cotrimoxazol**, 2 Einzelfallberichte; Patientenaufklärung empfohlen

Amantadin	toxisches Delirium unter Amantadin nach Zugabe von **Cotrimoxazol** (renale Sekretion von Amantadin ↓); Einzelfallbericht
Antazida, magnesiumhaltige	Absorption von **TMP** ↓
Antibiotika, bakteriostatische	antibakterielle WI der bakteriziden Antibiotika ↓ bei gleichzeitiger Gabe von bakteriostatischen Wirkstoffen
Antidepressiva, trizyklische	antidepressive WI ↓ bei gleichzeitiger Gabe von **Cotrimoxazol** (Mechanismus unklar)
Antihistaminika, 2. Generation	arrhythmogene WI von Astemizol/**Terfenadin** u. U. ↑ bei gleichzeitiger Gabe von **TMP**; Kombination vermeiden, alternatives Antihistaminikum auswählen
Azathioprin	Leuko ↓ bei gleichzeitiger Gabe von Azathioprin und **TMP**; 3 Einzelfallberichte
Barbiturate	Blutbildveränderungen ↑ bei gleichzeitiger Gabe von **TMP** (Arzneimittel-bedinger Folsäuremangel ↑); theoretische Erwägung, BB-Kontrolle empfohlen (v.a. bei Langzeitanwendung)
Cimetidin	Sulfamethoxazolabbau ↓ (CYP3A4 ↓); klinische Bedeutung unklar[b]
Cyclosporin	bei Patienten nach Nierentransplantation vorübergehende Verschlechterung der Nierenfunktion (bei gleichzeitiger Gabe von **TMP**[c]); Kombination vermeiden
Dapson → S. 101	Plasmakonzentration von **Dapson** und **TMP** ↑ (Metabolismus ↓, Konkurrenz bei der renalen Elimination); UAW-Risiko ↑ (Methämoglobinämie)
Dicumarol	Gerinnungshemmung/Blutungsneigung ↑ bei gleichzeitiger Gabe von **TMP**; INR-Kontrolle empfohlen
Digoxin	Risiko UW (tox.) von **Digoxin** ↑ (renale Exkretion oder Metabolismus ↓) bei gleichzeitiger Gabe von **TMP**; TDM und ggf. DA empfohlen
Diuretika	Potenzierung einer Hyponatriämie bei Kombination von **Amilorid** und **Thiaziden** und gleichzeitiger Gabe von **TMP**; Risiko: Thrombozytopenie (mit Purpura) bei älteren Patienten ↑ bei gleichzeitiger Gabe von Thiaziden und **Cotrimoxazol**
Folsäure	Dihydrofolatreduktase ↓ (Folsäureantagonismus) durch **TMP** und damit Antagonisierung der physiolog. (pharmakologischen) WI der **Folsäure**; statt Folsäure Substitution des Bedarfs mit Folinsäure
Kaolin-Pektin	Bioverfügbarkeit von **TMP** ↓ (AUC und C_{max}); klin. Relevanz unklar
Kontrazeptiva, hormonale	Einfluss von **TMP** auf die Darmflora nicht ausgeschlossen und damit Störung des enterohepatischen Kreislaufs der "Pillenhormone" möglich[d]; aus Sicherheitsgründen zusätzliche nichthormonale Kontrazeption nötig

Lamivudin	Anreicherung im renalen Kortex bei gleichzeitiger Gabe von **TMP** (aktive Sekretion von Lamivudin ↓); klinische Bedeutung unklar[c]; Bioverfügbarkeit ↑ von Lamivudin, keine Veränderung der Kinetik von Cotrimoxazol
Lidocain/Prilocain	Risiko einer Methämoglobinämie ↑ bei gleichzeitiger Gabe von **Cotrimoxazol**; Einzelfallbericht (Säugling)
Loperamid	Risiko UW/tox. WI von Loperamid ↑ bei gleichzeitiger Gabe von **Cotrimoxazol** (Metabolismus↓); klinische Überwachung, ggf. DA
6-Mercaptopurin	Absorption von 6-Mercaptopurin/klinische WI↓ bei gleichzeitiger Gabe von **Cotrimoxazol**; bei Kombination Kontrolle empfohlen
Methotrexat	BB-Veränderungen ↑ bei gleichzeitiger Gabe von **TMP** (Arzneimittel-bedingter Folsäuremangel[f] ↑); klinische Relevanz unklar, BB-Kontrolle empfohlen (v.a. bei Langzeitanwendung), Leukovorin kann therapeutisch hilfreich sein
Metronidazol → S. 70	Disulfiram-ähnliche WI bei gleichzeitiger Gabe von Metronidazol und **Cotrimoxazol**; Einzelfallbericht
Nifedipin	Einzelfallbericht: Nifedipin-UAW↑ bei gleichzeitiger Gabe von Cotrimoxazol (Blutdrucksenkung in kleiner Studie NICHT verändert)
PAS	Risiko UW/toxischer WI von **TMP**↑
Phenytoin	BB-Veränderungen ↑ bei gleichzeitiger Gabe von **TMP** (AM-bedingter Folsäuremangel ↑), theoretische Erwägung, BB-Kontrolle empfohlen (v.a. bei Langzeitanwendung); Abbau von **DPH** ↓ (t½ um 50% ↑) durch **TMP/Sulfamethoxazol** (CYP2C9 ↓), TDM und ggf. DA
Primidon	BB-Veränderungen ↑ bei gleichzeitiger Gabe von **TMP** (Arzneimittel-bedingter Folsäuremangel ↑); theoretische Erwägung, BB-Kontrolle empfohlen (v.a. bei Langzeitanwendung)
Procainamid	Serumkonzentration von Procainamid/N-Acetylprocainamid ↑ bei gleichzeitiger Gabe von **TMP** (tubuläre Sekretion ↓); UAW-Risiko ↑
Pyrimethamin	Risiko von BB-Störungen ↑ bei gleichzeitiger Anwendung von **TMP** und Pyrimethamin (Dosis > 25 mg/W.); BB-Kontrolle empfohlen
Rifampicin → S. 91	HWZ von **TMP** ↓; Risiko UW/tox. WI von **Rifampicin** ↑ (Abbau ↓)
Salbutamol	Verstärkte Absorption von Cotrimoxazol, klinische Relevanz unklar
Spironolacton	Hyperkaliämierisiko ↑ bei gleichzeitiger Gabe von **Cotrimoxazol** (additive WI); Einzelfallbericht
Viloxazin	Einzelfallbericht: Relaps einer mit Viloxazin behandelten Depression bei gleichzeitiger Gabe von Cotrimoxazol (Mechanismus unklar)
Warfarin	**Warfarin**-induzierte Gerinnungshemmung ↑ durch Hemmung des Abbaus von S-Warfarin (CYP2C9 durch **TMP** ↓ und Substratkonkurrenz mit **Sulfamethoxazol**)[g]

| Zidovudin → S.110 | renale Exkretion von Zidovudin ↓ bei gleichzeitiger Gabe von **Cotrimoxazol**[h], vermutlich nur klinisch relevant, wenn gleichzeitig Glukuronidierung von Zidovudin nicht ausreichend funktioniert; klinische Kontrolle und TDM von Zidovudin |

[a] Patient nach Lungentransplantation
[b] Basis: pharmakokin. Untersuchung bei HIV-Patienten
[c] Erklärung des Krea-Anstiegs durch Hemmung der aktiven Crea-Sekretion durch Trimethoprim
[d] 2 Einzelfallberichte mit Trimethoprim und 5 mit Cotrimoxazol über ungewollte Schwangerschaften; aber andererseits Nachweis, dass TMP den Metabolismus von Ethinylestradiol hemmt und höhere Plasmakonzentrationen des Östrogens gemessen wurden
[e] Basis: Tierversuche
[f] Megaloblastenanämie, Panzytopenie
[g] Verdrängung aus der PPB eher unwahrscheinlich aufgrund der relativ niedrigen Plasmaproteinbindung von Trimethoprim und Sulfamethoxazol
[h] Hauptursache vermutlich Trimethoprim

1.11 Nitroimidazole

WM/WI: in (strikt) anaeroben Bakterien und empfindl. Protozoen Reduktion zu kurzlebigen reaktiven Verbindungen: Interaktion mit der DNA → Verlust der helikalen Struktur, Strangbrüche → Hemmung der Nukleinsäuresynthese und Zelltod; bakterizid, protozoizid
empf.: obligat anaerobe Bakterien (u.a. Bacteroides, Clostridium), Campylobacter, Helicobacter, Gardnerella vaginalis; Protozoen: Trichomonas vaginalis, Giardia lamblia, Entamoeba histolytica; **resist.:** alle aeroben und fakultativ anaeroben Bakterien, Aktinomyzeten, Propionibakterien; **Ind:** Anaerobierinfekt. (u.a. Peritonitis, Abszesse, Phlegmonen, andere eitrige Erkrankungen im Bauch-/Beckenraum, septische Erkrankungen; Infekt. des weiblichen Genitales (u.a. postoperativ und Kindbettfieber), nekrotisierende Pneumonien, Hirnabszesse, Osteomyelitis, Endokarditis, dentale Infekt.), perioperative Prophylaxe (bei möglicher Beteiligung von Anaerobiern), Trichomoniase, Amöbiasis, Lambliasis (Giardiasis)); **UW:** GI-Strg., bitterer Geschmack, ZNS-Strg. (Kopfschmerzen, Schwindel, Schläfrigkeit, Schlaflosigkeit, Verwirrtheitszustände, Erregbarkeit, Depression), allerg. Hautreaktionen, Alkoholunverträgl., BB-Veränderungen (Leukos ↓, Granulozyten ↓, Agranulozytose, Thrombo ↓)
KI: SS (1. Trim.), SZ; **Ink:** Alkohol, Disulfiram, Fluorouracil

Metronidazol Rp	HWZ 7 (10)h, Q0 0.85 (0.3), PPB <20%, PRC B, Lact ?
Arilin Tbl. 250, 500mg; Vaginalsupp. 100, 1000mg **Clont** Tbl. 250, 400mg; Vaginaltbl. 100mg **Flagyl** Tbl. 400mg **Metronidazol Deltaselect** Inf.Lsg. 500mg **Metronidazol Fresenius** Inf.Lsg. 500mg **Metronidazol ratioph.** Tbl. 400mg **Metronour** Tbl. 400mg **Vagimid** Tbl. 250, 500mg; Vag.tbl. 100mg	**Abd-, Genital-, Atemwegs-, Knochen-, Zahn-Mund-Kieferinfektion, Sepsis, Endokarditis, Hirnabszess, Amöbiasis, Lambliasis:** 0.8–1g/d p.o., max. 2g/d in 2–3 ED; 2–3 x 500mg i.v., Th-Dauer max. 10d; **Ki.:** 20–30mg/kg/d p.o./i.v.; **Trichomoniasis:** 1 x 100mg vaginal f. 6d, Mitbehandlung d. Partners: 1 x 2g p.o.; **DANI** GFR < 10: max. 1g/d

Ertapenem Rp	HWZ 4h, PPB 92–95% , PRC B, Lact ?
Invanz *Inf.Lsg. 1g*	**Abdominelle, akute gynäkologische Inf., amb. erw. Pneumonie:** 1 x 1g i.v.; **DANI** GFR > 30: 100%; < 30, HD: KI

Imipenem + Cilastatin Rp	HWZ 0.9/1h, Q₀ 0.3/0.1, PPB 20/35%, PRC C, Lact ?
Zienam *Inf.Lsg. 500+ 500mg/100ml*	**Atemwegs-, Harnwegs-, abd., Genital-, Haut-, Knochen-, Weichteilinf., Sepsis:** 3–4 x 500 + 500–1000 + 1000mg i.v., max. 50 + 50mg/kg/d bzw. max. 4 + 4g/d; **Ki. > 3M.:** 60 + 60mg/kg/d i.v. in 4 Einzeldosen **DANI** GFR 41–70: max. 3 x 750 + 750mg; 21–40: max. 4 x 500 + 500mg; 6–20: max. 2 x 500 + 500mg

Meropenem Rp	HWZ 1h, Q₀ 0.12, PPB 2%, PRC B, Lact ?
Meronem *Inf.Lsg. 500, 1000mg*	**Atemwegs-, Harnwegs-, abd., Genital-, Haut-, Weichteilinf., Sepsis, neutropenisches Fieber:** 3 x 0.5–1g i.v.; **Ki. > 3M.:** 3 x 10–20mg/kg i.v.; **Meningitis:** 3 x 2g i.v.; **Ki.** 3 x 40mg/kg i.v.; **DANI** GFR > 50: 100%; 26–50: 2 x 0.5–1g; 10–25: 2 x 250–500mg; < 10: 1 x 250–500mg

Laborparameter-Veränderungen (fakultativ)

↑	Thrombo, SGOT, SGPT, Bili, Crea, Hns-N
↓	Leuko, Thromb, Hb

Interferenzen mit Laboruntersuchungen

Wirkstoff	Laborparameter	Art der Interferenz
Imipenem	direkter Coombs-Test	falsch-positive Resultate
	Glucose i.U. (Teststreifen)	falsch-negative Resultate (wahrscheinlich geringe klinische Bedeutung)

Chemische Inkompatibilitäten mit Injektions-/Infusionslösungen

Imipenem/Cilastatin	Laktat, Aminoglykoside, andere Antibiotika
Meropenem	Auflösung nur in den vom Hersteller angegebenen Infusionslösungen, grundsätzlich nicht mit anderen Arzneimitteln mischen

Wechselwirkungen

Sollten unter der Antibiotikatherapie Durchfälle auftreten, kann die Absorption oder der enterohepatische Kreislauf anderer AM gestört und damit deren WI beeinträchtigt werden.

Antibiotika, bakteriostatische	antibakterielle WI der bakteriziden Antibiotika ↓ bei gleichzeitiger Gabe von bakteriostatischen Wirkstoffen
Arzneimittel, nephrotoxische	**Cave:** bei gleichzeitiger Gabe mit **Meropenem**; Nierenfunktionskontrolle!
Cefotaxim → S. 23	Auslösung einer 2. Episode einer toxischen Epidermolyse[a] nach Wechsel auf Imipenem (Ursache: gemeinsame strukturelle Merkmale = Betalaktamring); Einzelfallbericht mit fatalem Ausgang
Cyclosporin	ZNS-UAW/Krampfanfälle bei gleichz. Gabe von **Imipenem** (Mechanismus unbekannt); Kombination bei Patienten mit eingeschränkter Nierenfunktion vermeiden
Fluorochinolone → S. 62	gegenseitige Verstärkung der prokonvulsive WI bei gleichzeitiger Gabe von **Imipenem**[b]; klinische Bedeutung unklar, klinische Überwachung empfohlen
Ganciclovir → S. 107	generalisierte Krampfanfälle bei gleichzeitiger Gabe von **Imipenem/ Cilastatin**; Kombination vermeiden
Haloperidol	möglicherweise hypotensive Episoden bei gleichzeitiger Gabe von **Imipenem** (Mechanismus unbekannt), 3 Einzelfallberichte; RR-Kontrolle empfohlen
Probenecid	renale Ausscheidung von **Meropenem** ↓[c]; Komb. nicht empfohlen
Theophyllin	Krampfanfälle bei gleichz. Gabe von **Imipenem**; 3 Einzelfallberichte
Valproinsäure	Serumkonzentration von **Valproinsäure** ↓ bei gleichzeitiger Gabe von **Meropenem**[d], Absorption von **Valproinsäure** ↓ bei gleichzeitiger Gabe von **Imipenem**[b]; TDM/ggf. DA

[a] Erste Episode durch Cefotaxim
[b] Basis: tierexperimentelle Untersuchungen
[c] seit Imipenem mit Cilastatin kombiniert ist, wird die Halbwertszeit des Carbapenems kaum zusätzlich verlängert
[d] im Tierversuch wurde eine deutlich ↑ totale Clearance von Valproinsäureglukuronid und eine ↓ Hydrolyse des Glukuronids gesehen, die die klinische Beobachtung der ↓ Serumkonzentration von Valproinsäure erklären kann.

1.13 Glykopeptide

WM/WI: Hemmung der Zellwandsynthese (proliferierende Keime), Beeinträchtigung der Permeabilität der Bakterienzellmembran, sowie der RNA-Synthese; bakterizid, Teicoplanin bei einigen Spezies bakteriostatisch
empf.: an-/aerobe grampos. Bakt., MRSA
resist.: alle gramneg. Bakt., Mykoplasmen, Chlamydien, Enterobakt.
Ind (Vancomycin (systemisch)/Teicoplanin): schwere Infekt. wie Endokarditis, Ostitis/ Osteomylitis, Gelenkinfekt., (nosokomiale) Pneumonien, Septikämie/Sepsis, Weichteilinfekt., perioperative Prophylaxe bei Operationen mit hohem Infektionsrisiko mit grampositiven Erregern (u.a. Herz-/Gefäß-, Knochen-/Gelenkchirurgie)
Ind (Teicoplanin): Infekt. der Niere/ableitenden Harnwege
Ind (Vancomycin (oral)/Teicoplanin): pseudomembranöse Enterokolitis durch Cl. difficile, Staphylokokkenenterokolitis
UW: allerg. Reaktionen, Thrombophlebitis, oto-/nephrotoxisch, BB-Veränderungen (Neutros↓, Thrombos↓, Eos↑, Agranulozytose), Schwindel, Kopfschmerzen, Tinnitus
KI: SS/SZ; **Ink** (Vancomycin): Aminoglykoside, stabil. Muskelrelax.

Teicoplanin Rp	HWZ 70–100 h, Q_0 0.3, PPB 90%
Targocid Amp. 100/1.8ml, 200mg/3.2ml, 400mg/3.2ml	Atemwegs-, Harnwegs-, Magen-Darm-Trakt-, Haut-, Knochen-, Weichteilinf., Sepsis, Endokarditis: d 1: 1 x 400mg, max. 800mg, dann: 1 x 200–400mg i.v./i.m.; **Ki.** < 2M.: d1: 16mg/kg i.v./i.m., dann 1 x 8mg/kg; **2M.–12J.:** d1: 10mg/kg alle 12h, dann 1 x 6–10mg/kg i.v./i.m.; **DANI** GFR 40–60: ab d4 50%; < 40: GFR/ 100 x normale Dosis; HD: ini 800mg, dann 1 x 400mg/W.

Vancomycin Rp	HWZ 4–6(15)h, Q_0 0.05, PPB 55%, th.Serumsp.(mg/l) min5–10, max30–40
Vanco Cell Inf.Lsg. 0.5, 1g **Vancomycin Deltasect** Inf.Lsg. 0.5, 1g **Vancomycin Enterocaps** Kps. 250mg **Vancomycin Hikma** Inf.Lsg. 0.5, 1g **Vancomycin ratioph.** Inf.Lsg. 0.5, 1g	Knochen-, Weichteilinf., Pneum., Sepsis, Endokarditis: 4 x 500mg od. 2 x 1g i.v.; **Ki.** < 12J.: 4 x 10mg/kg i.v.; **DANI** GFR: 100: 100%; 70: 70%; 30: 30%; 10: 10%; HD: ini 1g, dann 1g alle 7–10d; **pseudom. Enterocolitis:** 0.5–2g/d p.o. in 3–4 Einzeldosen; **Ki.** 40mg/kg/d

Laborparameter-Veränderungen (fakultativ)

↑	Hns-N, Eos, Teicoplanin: SGOT, SGPT, AP
↓	Neutro, Thrombo

Chemische Inkompatibilitäten mit Injektions-/Infusionslösungen

Teicoplanin	sollte nur mit den vom Hersteller empfohlenen Infusionslösungen aufgelöst und verdünnt werden
Vancomycin	Aminophyllin, Barbiturate, Benzylpenicilline, Chloramphenicol, Chlorothiazid-Na, Heparin-Na, Hydrocortison-21-succinat, Methicillin, Natriumbikarbonat, Nitrofurantoin, Novobiocin, Phenytoin, Sulfadiazin, Sulfafurazoldiethanolamin

Wechselwirkungen

Sollten unter der Antibiotikatherapie Durchfälle auftreten, kann die Absorption oder der enterohepatische Kreislauf anderer AM gestört und damit deren WI beeinträchtigt werden. Bei Pat. mit entzündlichen Darmerkrankungen können nach oraler Gabe von Vancomycin klinisch bedeutsame Serumkonzentrationen gemessen werden. Hier ist mit den für die intravenöse Anwendung bekannten WW zu rechnen.

Aminoglykoside → S. 52	ggs. Verstärkung der nephro- und ototoxischen WI möglich; v. a. bei Patienten mit vorbestehenden Nierenschäden und/oder Erkrankungen des Innenohres ist Vorsicht geboten, wenn die Kombination nicht vermieden werden kann
Amphotericin B → S. 116	gegenseitige Verstärkung der nephrotoxischen WI bei gleichzeitiger Gabe von Glycopeptidantibiotika
Antibiotika, bakteriostatische	antibakterielle WI der bakteriziden Antibiotika ↓ bei gleichzeitiger Gabe von bakteriostatischen Wirkstoffen
Arzneimittel, nephrotoxische	gegenseitige Verstärkung der WI nicht ausgeschlossen; Kombination vermeiden, sonst engmaschige klinische und Laborkontrolle
Arzneimittel, ototoxische	gegenseitige Verstärkung der WI nicht ausgeschlossen; Kombination vermeiden; Cave: bei Patienten mit vorbestehenden Schädigungen des Hör-/Gleichgewichtsorgans
Cyclosporin	Verschlechterung der Nierenfunktion bei gleichzeitiger Gabe von Vancomycin, aber wahrscheinlich nicht durch Teicoplanin; TDM empfohlen
Digoxin	Absorption von Digoxin ↓ bei gleichzeitiger Gabe von Vancomycin; TDM empfohlen
Indometacin	Risiko UW/toxischer WI von Vancomycin bei Neugeborenen ↑ (nach Indometacin-Gabe)
Methotrexat	Ausscheidung von MTX ↓ bei gleichzeitiger Gabe von Vancomycin (Risiko UW/toxischer WI von MTX ↑), 2 Einzelfallberichte; Therapiekontrolle empfohlen
Muskelrelaxanzien	verlängerte Relaxation durch Vecuronium/Succinylcholin bei gleichzeitiger Gabe von Vancomycin; Einzelfallberichte
Polymyxin	gegenseitige Verstärkung d. nephrotoxischen WI; Komb. vermeiden

Silikonöl[a]	(retinale) Tox. ↑ nach intravitrealer Injektion von **Vancomycin**[b]; klin. Bedeutung unbekannt (Erniedrigung der Dosis empfohlen)
Warfarin	**Warfarin**resistenz (= Gerinnungshemmung ↓) bei gleichzeitiger Gabe von **Teicoplanin** (Warfarinclearance u. U. ↑, aber kein eindeutiger Beleg vorhanden), Einzelfallbericht; ggf. Verstärkung der Gerinnungshemmung bei gleichzeitiger Gabe von Vancomycin, klinische Relevanz unklar, Kontrolle der Gerinnungsparameter empfohlen
Zidovudin → S.110	Fallberichte über klinisch relevante Neutropenien bei HIV-Patienten bei gleichzeitiger Gabe mit Vancomycin, BB-Kontrolle empfohlen

[a] Nach Vitrektomie als Tamponade
[b] Basis: Tierversuch, bei Senkung der Dosis auf 25% kein Nachweis toxischer Effekte

1.14 Streptogramine

WM/WI: Hemmung der bakt. Proteinsynthese durch Bindung an zwei verschiedenen Bindungsstellen des Ribosoms → diese Konformationsänderung, die die Proteinbiosynthese unmöglich macht, synergistische WI beider Bestandteile, Komb. in vitro wirksamer als jede der beiden Einzelkomponenten; bakterizid gegen Staphylokokken (sowohl Methicillin-empfindliche als auch -resistente), bakteriostatisch gegen Enterococcus faecium
empf.: alle grampos. Kokken incl. MRSA, E. faecium, Penicillin-G-resistente Pneumok., M. catarrhalis, Legionellen, Mycopl. pneumoniae, Chlamydien, Prevotella, Fusobakterien, Peptostreptok., Clostridien; **resist.:** H. influenzae, E. faecalis, B. fragilis
Ind: Quinupristin/Dalfopristin sollte nur dann verwendet werden, wenn dokumentiert ist, dass kein anderes Antibiotikum wirksam und kein anderes Arzneimittel für die Behandlung der Infekt. geeignet ist; nosokomiale Pneumonie, Haut- und Weichteilinfekt., klin. relevante Infekt. durch Vancomycin-resistente Enterococcus faecium
UW: Juckreiz, Venenreizungen, Erythem u. Brennen i. Gesicht u. Oberkörper, Übelkeit, Erbrechen, Arthralgien, Myalgien, Transamin↑, Bilirubin↑, aP↑, Gicht, Ödeme, Pneumonie, Dyspnoe; **KI:** SS, schwere Leberinsuff.; **Ink:** QT-↑ - Medik.

Quinupristin + Dalfopristin Rp		PRC B, Lact [?]
Synercid Inf.Lsg. 150+350mg		**Nosok. Pneum., Haut-, Weichteilinf., Inf. durch E. faecium:** 3 x 7.5mg/kg i.v. (ZVK)

Laborparameter-Veränderungen (fakultativ)

↑	SGPT, SGOT, LDH, GGT, CPK, LDH, Bili, Crea i.S., Hns-N, Gluc i.B., Thrombo
↓	Hb, Hk, Thrombo, Kalium

Chemische Inkompatibilitäten mit Injektions-/Infusionslösungen

Quinupristin/ Dalfopristin	NaCl-haltige Lösungen; möglichst immer getrennt von anderen Arzneimitteln applizieren, Ausnahmen siehe Herstellerempfehlung

Wechselwirkungen

Sollten unter der Antibiotikatherapie Durchfälle auftreten, kann die Absorption oder der enterohepatische Kreislauf anderer AM gestört und damit deren WI beeinträchtigt werden.

Antibiotika, bakteriostatische, bakterizide	antibakterielle WI der bakteriziden Antibiotika ↓ bei gleichzeitiger Gabe von bakteriostatischen Wirkstoffen
QTc-Zeit verlängernde AM	**Cave:** bei der Kombination mit Quinupristin/Dalfopristin; EKG-Kontrolle angeraten
Cyclosporin	AUC und C_{max} von **CyA**[a] ↑ bei gleichzeitiger Gabe von Quinupristin/Dalfopristin (Abbau von **CyA** ↓)[b]; TDM und ggf. DA
Midazolam	AUC und C_{max} von **Midazolam**[c] ↑ bei gleichzeitiger Gabe von Quinupristin/Dalfopristin (**Midazolam**abbau ↓)[b]; klinische Überwachung empfohlen
Nifedipin	AUC und C_{max} von **Nifedipin**[d] ↑ bei gleichzeitiger Gabe von Quinupristin/Dalfopristin (**Nifedipin**abbau ↓)[b]; klinische Überwachung empfohlen
Paracetamol	Transaminasen ↑ (geringgradig) bei gleichzeitiger Gabe von Quinupristin/Dalfopristin
Substrate von CYP3A	Abbau dieser Stoffe u. U. ↓; klinisches Ausmaß substanzabhängig, bei Kombination in jedem Falle sorgfältige klinische Überwachung oder TDM nötig
Tacrolimus	Talspiegel von **Tacrolimus** ↑ (ca. 15%); TDM empfohlen (1. Wert vor Beginn der Therapie mit Quinupristin/Dalfopristin)
Terfenadin	Abbau von **Terfenadin** ↓ (UAW-Risiko ↑); Kombination möglichst vermeiden

[a] Orale Einmalgabe von CyA
[b] Basis: pharmakokinetische Untersuchungen an gesunden Probanden
[c] intravenöser Bolus
[d] orale Mehrfachgabe

1.15 Oxazolidinone

WM/WI: Bindg. an 23S der 50S-Untereinheit des Bakterienribosoms, Verhinderung der Bildung des funktionellen 70S-Initiationskomplexes → Hemmung der Proteinsynthese; bakteriostatisch gegen Entero- und Staphylokokken, bakterizid gegen alle Streptokokken außer Enterokokken

empf.: alle grampositiven Keim; **resist.:** alle gramnegativen Keime

Ind: eine Therapie mit Linezolid sollte möglichst nur nach mikrobiol. Diagnostik begonnen werden; nosokomiale Pneumonie, ambulant erworbene Pneumonie, schwere Haut- und Weichteilinfekt.

UW: Kopfschmerzen, Venenreizungen, Juckreiz, Übelkeit, Erbrechen, Diarrhoe, Candidiasis, metallischer Geschmack, BB-Veränderungen (Eos↑ Leukos↓, Neutros↓, Thrombos↓/↑, Erys↓, Hb↓, Hk↓), Transaminasen↑, Bilirubin, aP, LDH, Elektrolytstörungen.

KI: unkontrollierbare Hypertonie

Ink: MAO-A-Hemmer, Sympathomimetika, Serotoninreuptakehemmer, trizyklische Antidepressiva, 5HT$_1$-Rezeptorantagonisten

Linezolid Rp		HWZ 5h, PPB 31%, PRC C, Lact ?
Zyvoxid Tbl. 600mg; Granulat (5ml = 100mg); Inf.Lsg. 600mg/300ml		**Nosok., amb. erworbene Pneumonie, schwere Haut-, Weichteilinf.:** 2 x 600mg p.o./i.v.; **DANI** nicht erforderl.

Laborparameter-Veränderungen (fakultativ)

↑	Eos, AP, SGOT, SGPT, LDH, Lipase, Gluc i.B. (nicht nüchtern), Kalium, Natrium, Calcium, Bili, Crea, Chlorid, Thrombo, Retikulozyten
↓	Leuko (gesamt, Neutro), Thrombo, Gesamteiweiß, Albumin, Natrium, Calcium, Kalium, Gluc i.B. (nüchtern), Chlorid, Hb, Hk, Ery

Chemische Inkompatibilitäten mit Injektions-/Infusionslösungen

Linezolid	Amphotericin B, Chlorpromazin, Diazepam, Pentamidin, Isothionat, Erythromycinlaktobionat, Natriumphenytoin, Cotrimoxazol, Ceftriaxon

Wechselwirkungen

Sollten unter der Antibiotikatherapie Durchfälle auftreten, kann die Absorption oder der enterohepatische Kreislauf anderer AM gestört und damit deren WI beeinträchtigt werden.	
Antibiotika, bakteriostatische, bakterizide	antibakterielle WI der bakteriziden Antibiotika ↓ bei gleichzeitiger Gabe von bakteriostatischen Wirkstoffen
MAO-Hemmer	gegenseitige Verstärkung der erwünschten/unerwünschten WI, da **Linezolid** selbst die MAO reversibel hemmt; Kombination möglichst vermeiden
Pseudoephedrin/ Phenylpropanolamin	RR↑ bei gleichzeitiger Gabe von **Linezolid**; klinische Relevanz für andere Sympathomimetika ungeklärt

SSRI	Fallberichte über Auftreten eines Serotoninsyndroms in Zusammenhang mit einer Linezolidtherapie bei Patienten unter SSRI (u.a. für Citalopram, Paroxetin, Sertralin), Einzelfallbericht umstritten, weil nicht alle Kriterien für ein Serotoninsyndrom erfüllt waren
Tyraminhaltige Nahrungsmittel	übermäßigen Verzehr während einer Therapie mit **Linezolid** vermeiden
Warfarin	INR ↓ bei gleichzeitiger Gabe von **Linezolid**; klinische Bedeutung noch unklar; INR-Kontrolle und ggf. DA

1.16 Lipopeptide

empf.: Staph. aureus, Staph. haemolyticus, koagulaseneg. Staphylokokken, S. agalactiae, S. dysgalactiae subsp equisimilis, S. pyogenes, Streptokokken der Gruppe G, Cl. perfringens, Peptostreptococcus spp.; **resist.:** alle gramnegativen Keime
UW: Pilzinfektionen, Kopfschmerzen, Übelkeit, Erbrechen, Durchfall, Exanthem, Reaktionen an Infusionsstelle, Leberenzyme ↑ (GOT, GPT, AP), CK ↑, Geschmacksstrg., SV-Tachykardie, Extrasystolie, Flush, RR ↑/RR ↓, Obstipation, Bauchschmerzen, Dyspepsie, Glossitis, Ikterus, Pruritis, Urtikaria, Myositis, Muskelschwäche/-schmerzen, Arthralgie, Vaginitis, Pyrexie, Schwäche, Erschöpfung, Schmerzen, Elektroyt-Störung, Kreatinin ↑, Myoglobin ↑, LDH ↑;
KI: bek. Überempf., SS/SZ

Daptomycin Rp		HWZ 8–9h, PPB 90% PRC B, Lact ?
Cubicin *Inf.Lsg. 350, 500mg*		**Kompliz. Haut- u. Weichteilinf.:** 1 x 4mg/kg i.v. f. 10–14d; **DALI Child A, B:** 100%; **C:** keine Daten; **DANI** GFR >30: 100%; <30, HD: strenge Ind. Stell., 4mg/kg alle 48h

1.17 Sonstige Antibiotika

WM/WI (Atovaquon): selektive Hemmung des mitochondrialen Elektronentransports in den Protozoen → Hemmung der Nukleinsäure- und ATP-Synthese, protozoizid (insbes. Pn. carinii); **WM/WI** (Aztreonam): Verhinderung der Zellwandsynthese durch Bindg. an das Penicillin-bindende Protein 3 mit nachf. Bakteriolyse, bakterizid; **WM/WI** (Fosfomycin): Hemmung der Zellwandsynthese durch Hemmung der Peptidoglycansynthese, bakterizid (proliferierende Keime); **WM/WI** (Nitrofurantoin): intrabakt. Reduktion zu aktiven Intermediaten, nachfolgend Inaktivierung/Veränderung ribosomaler Proteine u.a. Makromoleküle, DNA-Adduktbildung, Störung des bakt. Energiestoffwechsels, sowie der Proteinbiosynthese, bakterizid; **WM/WI** (Pentamidin): genauer Mechan. unkl., Interferenz mit dem Einbau von Nukleotiden in DNA und RNA, Hemmung der oxidativen Phosphorylierung, Hemmung der DNA-, RNA-, Protein-, Phospholipidsynthese, Interferenz mit dem Folsäurestoffw. der Protozoen, protozoizid; **WM/WI** (Pyrimethamin): Bindg. und reversible Hemmung der Dihydrofolatreduktase der Protozoen, dadurch nachfolgende Hemmung der Nukleinsäure- und Proteinsynthese, protozoizid

empf. (Aztreonam): gramneg. aerobe Bakterien

resist. (Aztreonam): grampos. u. anaerobe Bakterien

empf. (Fosfomycin): Staphylokokken, Streptokokken, E. coli, Enterobacter, Proteus,P. aeruginosa, Neisseria, H. influenzae, Citrobacter, Serratia

resist. (Fosfomycin): Morganella, Bacteroides

Ind (Atovaquon): Akutbehandlung der Pn.-carinii-Pneumonie (leichte/mittelschwere Formen)

Ind (Aztreonam): schwere Infekt. mit gramnegativen Erregern (Niere/Harnwege, Atemwege, H.-influenzae-/N.-gonorrhoeae-Meningitis, Knochen/Gelenke, Haut/Weichteile, Bauchraum/Peritonitis, weibliches Genitale, Sepsis, Gonorrhö)

Ind (Fosfomycin): Infekt. mit Fosfomycin-empfindlichen Erregern (Osteomyelitis, Meningitis, Harnwege, Atemwege/Lungenabszess, perioperative Infekt., Haut/Weichteile, Verbrennungen, Gallenwege, Sepsis, Endokarditis, HNO-/Augeninfekt.)

Ind (Nitrofurantoin): zur Hohlraum-desinfektion bei HWI mit Nitrofurantoin (v.a. Enterobacteriaceae, Staphylokokken)

Ind (Pentamidin): Prophylaxe und Therapie der Pn.-carinii-Pneumonie, viszerale/kutane Leishmaniosen, Frühstadium der Trypanosomiasis

Ind (Pyrimethamin): Toxoplasmose, inkl. konnataler und okularer Formen und bei Immunsupprimierten (nicht als Monotherapie, sondern nur in Komb. mit einem Sulfonamid)

UW (Atovaquon): Pruritus, Kopfschmerzen, Schwindel, Geschmacksstörungen, Übelkeit/Erbrechen, Diarrhö, Husten, Rhinitis, Sinusitis, Anämie

UW (Aztreonam): Geschmacksstörungen, Anämie, Leukos↑, Eos↑, allerg. Reaktionen, Kopfschmerzen

UW (Fosfomycin): Exantheme, Kopfschmerzen, Schwindel, Müdigkeit, Geschmacksstörungen, Elektrolytstörungen, Phlebitis

UW (Nitrofurantoin): Arthralgie, Myalgie, allergische Reaktionen

UW (Pentamidin): Husten, Dyspnoe

UW (Pyrimethamin): Exantheme, Dermatitis, Schwindel, Kopfschmerz, Depressionen, Übelkeit, Erbrechen, BB-Veränderungen (Erys↓, Leuko↓, Thrombos↓)

Ink (Pentamidin): Didanosin, Foscarnet

Atovaquon Rp	HWZ 50–84h, PPB 99%, PRC C, Lact ?
Wellvone *Susp. (5ml = 750mg)*	**Pneumocystis car. Pneum.:** 3 x 750mg p.o.
Aztreonam Rp	HWZ 1.6h, Qo 0.2, PPB 56%, PRC B, Lact +
Azactam *Inf.Lsg. 0.5, 1, 2g*	**Atemwegs-, Harnwegs-, Knochen-, Haut-, Weichteil-, abd., gyn. Inf., Sepsis, Meningitis:** 2–3 x 0.5–2g i.v./i.m., max. 8g/d; **Ki. 1W.–2J.:** 3–4 x 30mg/kg; > 2J.: 3–4 x 50mg/kg; **DANI** GFR > 30: 100%; 10–30: 50%; < 10: 25%

Fosfomycin Rp	HWZ 2h, Qo 0.1, keine PPB, PRC B, Lact ?
Infectofos *Inf.Lsg. 2, 3, 5g* **Monuril** *Btl. 3g*	**Atemwegs-, HNO-, Harnwegs-, Gallen- weg-, Haut-, Weichteil-, Knochen- infektion, Meningitis, Sepsis, Endokarditis:** 2-3 x 3-5g i.v., max. 20g/d; **Ki. < 4W.:** 2 x 50mg/kg i.v.; **5W.–1J.:** 200–250mg/kg/d in 3 Einzeldosen; **1–12J.:** 100–200, max. 300mg/kg in 3 Einzeldosen; **DANI** GFR 45: 80%; 8: 40%; 2: 20%, 0.5:10% **unkompl. Harnwegsinfektion:** 1 x 3g p.o.

Nitrofurantoin Rp	HWZ 20min–1h, Qo 0.7, PPB 50–60%, PRC B, Lact
Furadantin *Kps. 50, 100 (ret.)mg* **Nifurantin** *Tbl. 100mg* **Nifuretten** *Tbl. 20mg* **Nitrofurantoin retard ratioph.** *Tbl. 100 (ret.)mg* **Uro-Tablinen** *Tbl. 50mg*	**Harnwegsinfektion:** 2-3 x 100mg p.o.,; **Ki.:** 5mg/kg/d; **Langzeitth.:** 2-3 x 50mg; 1–2 x 100mg; **Ki.:** 2–3mg/kg/d; **DANI** KI

Pentamidin Rp	HWZ 6–9h, Qo 0.95, PPB 70%, PRC C, Lact -
Pentacarinat *Inf.Lsg. 300mg*	**Pneumocystis carinii-Pneumonie:** Th.: für 14d 4mg/kg i.v. od. 300–600mg/d inhal.; **Pro.:** 200mg über 4d, dann 300mg alle 4 W. inhal.; **Leishmaniasis:** 3–4mg/kg alle 2d i.m., 10x; **Trypanosomiasis:** 4mg/kg alle 2d i.v./i.m., 7–10x; **DANI** s. Fachinfo

Pyrimethamin Rp	HWZ 80–96h, Qo 1.0, PPB 80%, PRC C, Lact +
Daraprim *Tbl. 25mg*	**Toxoplasmose:** d1 100mg p.o., dann 1 x 25– 50mg; **Ki. < 3M.:** 6.25mg alle 2d; **3–9M.:** 1 x 6.25mg; **10M.–2J.:** 1 x 1mg/kg/d, max. 25mg; **3–6J.:** d1 2mg/kg, dann 1mg/kg; Kombination mit Sulfadiazin! → 64

Laborparameter-Veränderungen (fakultativ)

↑	**alle Wirkstoffe außer Pyrimethamin:** SGOT, SGPT; **Atovaquon, Chloramphenicol, Pentamidin:** AP; **Atovaquon:** Amyl, MetHb; **Fosfomycin:** Natrium; **Fosfomycin:** Eisen; **Atovaquon, Pentamidin:** Gluc i.B.; **Aztreonam:** Leuko, INR, PTT, INR, Eos; **Nitrofurantoin:** Eos, ANA, Coombs-Test; **Atovaquon, Aztreonam, Pentamidin:** Crea i.S.
↓	Hb/Hk, Ery, Retikulozyten, Leuko, Granulozyten, Thrombo; **Chloramphenicol:** Retikulozyten; **Atovaquon:** Natrium; **Fosfomycin:** Kalium; **Atovaquon, Pentamidin:** Gluc i.B.

Interferenzen mit Laboruntersuchungen		
Wirkstoff	**Laborparameter**	**Art der Interferenz**
Aztronam	Coombs-Test	falsch-positives Ergebnis
Nitrofurantoin	Glucose i.U. (schlecht dokumentiert)	falsch-positives Ergebnis
Pyrimethamin	Vitamin B12	falsch-negatives Ergebnis

Chemische Inkompatibilitäten mit Injektions-/Infusionslösungen	
Aztronam	Natriumhydrogencarbonat, Cefradin, Metronidazol, (Nafcillin)
Fosfomycin	nur in Wasser zur Injektion, Glucose 5% oder Glucose 10% lösen
Pentamidin	nur in Wasser zur Injektion, Glucoselösungen, NaCl 0,9% lösen

Wechselwirkungen	
Aciclovir → S. 105	Serumkonzentration von **Atovaquon** ↓; klinische Bedeutung unklar[a]
Aktivkohle	**In-vitro**-Adsorption von 99% der **Nitrofurantoin**menge an die Kohle; klinische Relevanz nicht ausgeschlossen
Aminoglykoside → S. 52	C_{max} von **Aztronam** ↓ (12,6%) bei gleichzeitiger Gabe von **Gentamicin**[i], klinisch vermutlich wenig relevant; Antagonismus bei gleichzeit. Gabe einer Kombinat. aus Ampicillin/**Chloramphenicol**/**Streptomycin** (beschrieben bei Staphylokokkenendokarditis, bakterieller Meningitis)[b]; Nephrotoxizität von **Amikacin** ↓ bei gleichzeitiger Gabe von **Fosfomycin** (Cave: Tierversuche), klinische Bedeutung unklar; gegenseitige Verstärkung der nephrotoxischen WI und neuromuskulärer Blockade↑ bei gleichzeitiger Gabe von **Polymyxin B**[c]; Kombination vermeiden
Amiodaron	QT-Zeit ↑ bei i.v.-Gabe von **Pentamidin**
Amphotericin B → S. 116	Risiko eines ANV bei gleichzeitiger Gabe von **Pentamidin**[d], 4 Einzelfallberichte nach parenteraler Gabe, Kontrolle der Nierenfunktion empfohlen; Nephrotoxizität von **AmB** ↓ bei gleichzeitiger Gabe von **Fosfomycin** (Verlust von Tubuluszellen ↓; **Cave:** Tierversuche), klinische Bedeutung unklar
Antazida	Absorption von **Nitrofurantoin** ↓, zeitversetzte Einnahme! (Mindestabstand: 6 h); Absorption von **Pyrimethamin** ↓, zeitversetzte Einnahme! (Mindestabstand: 4 h); **In-vitro**-Adsorption von > 30% der **Pyrimethamin**menge an Mg^{2+}/Ca^{2+}-haltige **Antazida**, klinische Bedeutung unklar[e]
Anticholinergika	C_{max}/Exkretion in den Urin von **Nitrofurantoin** ↓ bei gleichzeitiger Gabe von **Atropin** (klin. Bedeutung?); Absorption von **Nitrofurantoin** ↑ bei gleichzeitiger Gabe von **Propanthelin** (klinische Bedeutung?[f])

Antidiabetika, orale	antidiabetische WI von **Chlorpropamid/Tolbutamid** ↑ bei gleichzeitiger Gabe von **Chloramphenicol**; Glukose i.B. kontrollieren und ggf. DA
Antidiarrhoika	Serumkonzentration von **Atovaquon** ↓; klinische Bedeutung unklar[a]
Antikoagulanzien, orale	gegenseitige Verstärkung der Gerinnungshemmung bei gleichzeitiger Gabe von **Aztreonam**[g]; Gerinnungshemmung ↑ durch **Acenocoumarol/Dicoumarol/Warfarin** bei gleichzeitiger Gabe von **Chloramphenicol** (Metabolismus ↓, CYP2C9 ↓, evtl. auch eigene hypoprothrombinämische WI), Einzelfallbericht nach **okularer** Anwendung von **Chloramphenicol** (WW mit Warfarin); Kontrolle der Gerinnungsparameter empfohlen
Arthemeter	C_{max} von **Pyrimethamin** ↑ und Vz ↓ ohne vermehrte UAW; klinische Bedeutung unklar (hohe interindividuelle Variabilität)
Azithromycin → S. 43	AUC/C_{max} im Steady-State von **Azithromycin** ↓ bei gleichzeitiger Gabe von **Atovaquon**[h]; klinische Bedeutung unklar
Barbiturate	WI der **Barbiturate** ↑ (Metabolismus ↓) bei gleichzeitiger Gabe von **Chloramphenicol**, Einzelfallbericht; WI von **Chloramphenicol** ↓ (Metabolismus ↑); bei Epileptikern TDM der Barbiturate und DA empfohlen, sonst Kombination möglichst vermeiden
Benzodiazepine	Serumkonzentration von **Atovaquon** ↓; klinische Bedeutung unklar[a]
Botulinumtoxin	Dauer der Muskelrelaxation ↑ bei gleichzeitiger Gabe von **Polymyxin** (theoretische Erwägung, bei oraler Gabe von Polymyxin B unwahrscheinlich)
Cephalosporine → S. 19	Serumkonzentration von **Atovaquon** ↓, klinische Bedeutung unklar[a]; PPB ↑ von **Aztreonam** bei gleichzeitiger Gabe von **Cephradin**[i], klinisch vermutlich wenig relevant; Antagonismus von **Chloramphenicol** und **Ceftazidim**, dadurch WI ↓, Einzelfallbericht; sorgfältige Überwachung der Nierenfunktion bei gleichzeitiger Gabe von **Cefixim/Polymyxin B** empfohlen, insbesondere bei Patienten mit vorbestehenden Nierenfunktionsstörungen
Chlorpromazin	Risiko UW/toxischer WI von Chlorpromazin ↑ bei gleichzeitiger Gabe von **Pyrimethamin**; klinisches Monitoring empfohlen
Cimetidin	aplastische Anämie bei gleichzeitiger Gabe von **Chloramphenicol** und **Cimetidin** (additiv oder synergistisch), 2 Einzelfallberichte; Kombination vermeiden
Cisaprid	Arrhythmierisiko ↑ bei gleichzeitiger Gabe von **Pentamidin** (QTc-Verlängerung verstärkt ausgeprägt); klinische Bedeutung unklar

Clindamycin → S. 50	kumulative Urinexkretion von **Aztreonam** (5,2%) und **Clindamycin** (10,9%) ↑ bei gleichzeitiger Gabe[I], klinisch vermutlich wenig relevant; Verhinderung der Bindung von **Clindamycin** an die 50S-Untereinheit des Bakterienribosoms durch **Chloramphenicol**, dadurch ↓ antimikrobielle WI; Kombination vermeiden
Clozapin	Granulozyten ↓ bei gleichzeitiger Gabe von **Nitrofurantoin** zu einer "stabilen" Clozapintherapie, Einzelfallbericht; Laborkontrolle empfohlen
Cotrimoxazol → S. 67	Megaloblastenanämie/Panzytopenie (reversibel!) unter gleichzeitiger Gabe von **Pyrimethamin** und Cotrimoxazol, Einzelfallbericht; Kombination möglichst vermeiden, sonst BB-Kontrollen empfohlen
Cyclosporin	Risiko UW/toxischer WI von CyA ↑ (Metabolismus ↓) bei gleichzeitiger Gabe von **Chloramphenicol**[J], Einzelfallberichte und kinetische Studie; TDM/ggf. DA
Dapson → S. 101	Agranulozytose bei gleichzeitiger Gabe von Dapson/**Pyrimethamin**, Kombination vermeiden; Beeinflussung der Pharmakokinetik von **Chloramphenicol** möglich, klinische Bedeutung unklar
Didanosin	Verteilungsvolumen und mittlere Verweildauer von **Didanosin** ↑/ Cl_{ren} von **Pentamidin** ↑ bei gleichzeitiger Gabe von Didanosin und Pentamidin (**Cave:** Tierversuche); klinische Bedeutung unklar
Diphenoxylat	Absorption von **Nitrofurantoin** ↑; klinische Bedeutung unklar[I]
Eisen	antianämische WI von Eisen ↓ bei gleichzeitiger Gabe von **Chloramphenicol** (Ursache: hämatotoxische UAW von **Chloramphenicol**, vermutl. nur bei Serumkonzentration > 25 mg/l), Komb. möglichst meiden, sonst BB-Kontrollen empfohlen; Antimalaria-WI der Komb. **Pyrimethamin**/Sulfadoxin ↓ bei gleichzeitiger Gabe von Eisen, Eisensupplement erst nach abgeschlossener Malariatherapie empfohlen
Erythromycin → S. 43	Verhinderung der Bindung von **Chloramphenicol** an die 50S-Untereinheit der Bakterienribosomen durch **Erythromycin**, antimikrobielle WI von Chloramphenicol u. U. ↓; Kombination vermeiden; Einzelfälle von Torsades-de-pointes bei gleichzeitiger **i.v.**-Gabe von **Pentamidin** u. **Erythromycin**, Kombination vermeiden
Etacrynsäure	ggs. Verstärkung der ototoxischen WI bei gleichzeitiger Gabe von Etacrynsäure und **Polymyxin B** (Haarzellschädigung)[C]
Etomidat	Anästhesiedauer ↑ bei gleichzeitiger Gabe von **Chloramphenicol** (Metabolismus ↓); DA des Anästhetikums empfohlen

Etoposid	AUC von Etoposid/Etoposidcatechol↑ bei gleichzeitiger Gabe von **Atovaquon** (P-Glycoprotein durch Atovaquon↓); **Cave:** bei Gabe dieser Kombination[k]
Fluconazol	Serumkonzentration von **Atovaquon**↑; klinische Bedeutung unklar[a]; Einzelfallbericht: Leber- und Lungentoxizität bei gleichzeitiger Gabe von Fluconazol und Nitrofurantoin (klinische Bedeutung unklar, da nur dieser isolierte Bericht)
Fluorochinolone → S. 62	gegenseitige Verstärkung der QTc-Verlängerung bei gleichzeitiger Gabe von **Pentamidin** und QTc-verlängernden Chinolonen[l]; klinische Bedeutung unbekannt[m]
Folsäure	Ansprechbarkeit auf eine Folsäuresupplement↓ bei gleichzeitiger Gabe von **Chloramphenicol**; Kombination vermeiden (v.a. bei schwerem Folsäuremangel); Dihydrofolatreduktase↓ (Folsäure-antagonismus) durch **Pyrimethamin** und damit Antagonisierung der physiologischen (pharmakologischen) WI der Folsäure; statt Folsäure Substitution des Bedarfs mit Folinsäure
Foscarnet	schwere Hypokalzämie möglich bei gleichzeitiger Gabe von Foscarnet und **Pentamidin**, Einzelfallberichte; Laborkontrollen und ggf. Supplementierung empfehlen
Kalium(supplemente)	Kaliumbedarf u. U.↑; Dosis des Kaliumsupplements nach Serumkaliumkontrolle anpassen
Kaolin/Kaolin–Pektin	Absorption von **Pyrimethamin**↓; zeitversetzte Einnahme empfohlen (Mindestabstand: 4 h)
Kontrazeptiva, orale	kontrazeptive Sicherheit↓ bei gleichz. Gabe von **Chloramphenicol**; 2 Einzelfallberichte und Fälle von Durchbruchblutungen
Laxanzien	Serumkonzentration von **Atovaquon**↑; klinische Bedeutung unklar[a]
Levacetylmethadol	Arrhythmierisiko u. U.↑ bei gleichzeitiger Gabe von **Pentamidin**; Kombination vermeiden
Linezolid	c_{max} von **Linezolid**↓ (18%) und Eliminationsgeschwindigkeit von **Aztreonam** (7%)↓ bei gleichzeitiger Gabe beider Wirkstoffe bei gesunden Probanden (Einmalgabe); klinisch wahrscheinlich ohne Bedeutung
Mahlzeit, fettreiche	Mindestens Verdopplung der AUC von Atovaquon nach Einnahme mit einer fettreichen Mahlzeit
Mefloquin → S. 121	akute neurologische Symptome (bis hin zu Krampfanfällen) bei gleichzeitiger Einnahme von Mefloquin und **Pyrimethamin**/Sulfadoxin, Einzelfallbericht[n]; $t_{1/2}$/mittlere Verweildauer von **Mefloquin**↑ bei gleichzeitiger Gabe von Pyrimethamin/Sulfadoxin[i] (asiatische Population!); AUC von **Pyrimethamin**↓ bei gleichzeitiger Gabe von Mefloquin (**Cave:** Tierversuche)

Metoclopramid	WI von **Fosfomycin**↓ (Mechanismus: GIT-Motilität↑), Serumkonzentration von **Atovaquon**↓, klinische Auswirkungen nicht ausgeschlossen[o]; Absorption von **Nitrofurantoin**↓, u. U. DA nötig
Metronidazol → S. 70	C_{max} von **Aztreonam**↓ (9,8%) bei gleichzeitiger Gabe von Metronidazol[i]; klinisch wahrscheinlich wenig relevant
Muskelrelaxanzien	Muskelrelaxation verlängert/↑ bei gleichz. Gabe von **Polymyxin**[c]; Überwachung des neuromuskulären Status empfohlen
Nalidixinsäure	**In-vitro**-Antagonismus mit **Nitrofurantoin**[p]; Kombinat. vermeiden
Opioide	Serumkonzentration von **Atovaquon**↓; klinische Bedeutung unklar[a]
Paracetamol	Serumkonzentration von **Atovaquon**↓, klinische Bedeutung unklar[a]; Clearance von **Chloramphenicol**↑/↓ bei gleichzeitiger Gabe von Paracetamol (widersprüchliche Befunde, vermutlich Beeinflussung der Glukuronidierung), klinische Bedeutung unklar, TDM empfohlen
Penicilline → S. 5	PPB↓ von **Aztreonam** (5%) bei gleichzeitiger Gabe von **Nafcillin**[i], klinisch vermutlich wenig relevant; Antagonismus bei gleichzeitiger Gabe einer Kombination aus **Ampicillin/Chloramphenicol/**Streptomycin (beschrieben bei Staphylokokkenendokarditis, bakterieller Meningitis)[b]; Serumkonzentration von **Chloramphenicol**↑ bei gleichzeitiger Gabe von **Chloramphenicol** und **Benzylpenicillin** bei Früh-, reifen Neugeborenen, Säuglingen und Kleinkindern, klinische Bedeutung unklar
Phenytoin	Risiko UW/toxischer WI von **DPH**↑ bei gleichzeitiger Gabe von **Chloramphenicol** (Metabolismus↓); Risiko UW/toxischer WI von **Chloramphenicol**↑, Kombination vermeiden, sonst TDM und DA empfohlen; WI von **DPH**↓ bei gleichzeitiger Gabe von **Nitrofurantoin**, Einzelfallbericht (möglicherweise Enzyminduktion durch Nitrofurantoin), TDM empfohlen
Prednison	Serumkonzentration von **Atovaquon**↑; klinische Bedeutung unklar[a]
Probenecid	Cl_{ren} von **Fosfomycin**↑ bei gleichzeitiger Gabe von Probenecid (tubuläre Sekretion↑)[i], klinische Bedeutung unklar; WI von **Nitrofurantoin** möglicherweise↑ (theoretische Erwägung)
Rifabutin → S. 101	AUC von **Atovaquon**↑ und AUC von **Rifabutin**↓ bei gleichzeitiger Gabe von **Atovaquon/Rifabutin**[q]; klinisches Monitoring empfohlen
Rifampicin → S. 91	AUC/C_{max} von **Atovaquon**↑ und AUC von **Rifampicin**↓ bei gleichzeitiger Gabe von **Atovaquon/Rifampicin**[r], klinisches Monitoring empfohlen; WI von **Chloramphenicol**↓ (Serumkonzentration↓[s], Metabolismus↑); Kombination vermeiden

Sulfonamide → S. 64	Risiko von Anämien/Zytopenien↑ bei gleichzeitiger Gabe von **Pyrimethamin**; Einzelfallberichte für **Sulfafurazol**, Kombination möglichst vermeiden, sonst BB-Kontrollen empfohlen; Stoffwechsel von **Sulfamethoxazol**↓ über CYP2C9 durch **Atovaquon**, vermutlich ohne klinische Bedeutung
Tacrolimus	Risiko UW/toxischer WI von Tacrolimus↑ bei gleichzeitiger Gabe von **Chloramphenicol**↓ (Metabolismus↓, CYP3A4↓), Einzelfallbericht und pharmakokinetische Studie; TDM empfohlen
Terfenadin	Arrhythmierisiko↑ bei gleichzeitiger Gabe von **Pentamidin** (gegenseitige Verstärkung der QTc-Verlängerung); klinische Bedeutung unklar, Kombination vermeiden
Tetracycline → S. 38	Verminderung der Serumkonzentration von Atovaquon bei gleichzeitiger Gabe mit Tetracyclin^t, in vitro: Verstärkung der antiparasitären Wirkung von Atovaquon durch Doxycyclin
Theophyllin	Cl$_{tot}$ von Theophyllin↓ und t$_{1/2}$↑ bei gleichzeitiger Gabe von **Chloramphenicol** (Tierversuch!); TDM empfohlen
Trimethoprim → S. 66	Risiko von BB-Störungen↑ bei gleichzeitiger Anwendung von TMP und **Pyrimethamin** (Dosis > 25 mg/W.); BB-Kontrolle empfohlen
Vancomycin → S. 75	gegenseitige Verstärkung der nephrotoxischen WI bei gleichzeitiger Gabe von **Polymyxin**^{c} und Vancomycin, Kombination möglichst vermeiden; Unterdrückung der **Vancomycin**-induzierten Nephrotox. durch **Fosfomycin** (Mechanismus?; **Cave:** Tierversuche); klinische Bedeutung unklar
Vitamin B12	antianämische WI von Vit. B12↓ bei gleichzeitiger Gabe von **Chloramphenicol** (Ursache: hämatotoxische UW von **Chloramphenicol**, vermutlich nur bei Serumkonzentration > 25mg/l); Kombination vermeiden, sonst BB-Kontrollen empfohlen
Zalcitabin	fatale fulminante Pankreatitis bei gleichzeitiger Gabe von Zalcitabin und **Pentamidin** i.v.; Einzelfallbericht, Kombination vermeiden
Zidovudin → S.110	Risiko UW/toxischer WI von Zidovudin↑ bei gleichzeitiger Gabe von **Atovaquon** (Glukuronidierung von Zidovudin↓, AUC um 31%↑, Cl um 25%↓)/**Chloramphenicol** (Glukuronidierung von Zidovudin↓^{u}), klinische Kontrolle empfohlen; Antagonisierung der WIWM von **Pyrimethamin** durch Zidovudin (**Cave:** Toxoplasmose-Infektionsmodell), klinische Bedeutung unklar

a Aus US bei AIDS-Patienten: Erhöhung/Erniedrigung der Konz. um < 7 µg/ml wahrscheinlich klin. ohne Auswirkungen

b Sterblichkeit ↑: von 4,3% (Ampicillin-Monotherapie) auf 10,5% (Kombination)

c diese Interaktionen sind aus der **parenteralen** Anwendung von Polymyxinen bekannt. Es ist jedoch wenig wahrscheinlich, dass sie bei oraler Gabe von Polymyxin B beobachtet werden, da der Wirkstoff nicht absorbiert wird.

d nach inhalativer Gabe von Pentamidin nicht beobachtet, wahrscheinlich sind die nach Inhalation erreichten Serumkonz. zu niedrig, um einen solchen Effekt auszulösen

e zeitversetzte Einnahme aus Sicherheitsgründen sinnvoll

f v.a. auf ein ↑ Auftreten von unerwünschten Wirkungen achten!

g Aztreonam besitzt eine hypoprothrombinämische Eigenwirkung. Obwohl bislang keine klinischen Berichte über eine derartige Interaktion vorliegen, sollten Patienten, die orale Antikoagulanzien **und** Aztreonam erhalten, sorgfältig überwacht werden, da additive Effekte nicht ausgeschlossen werden können.

h Basis: kleine pharmakokinetische Studie an HIV-infizierten Kindern

i Basis: pharmakokinetische Untersuchung an gesunden Probanden

j Vorsicht! Eine klinisch relevante Wechselwirkung nach Gabe von Chloramphenicol-**Augentropfen** ist zwar relativ unwahrscheinlich, kann aber nicht gänzlich ausgeschlossen werden (keine entsprechenden Untersuchungen vorhanden).

k die Entwicklung einer etoposidinduzierten sekundären myeloischen Leukose hängt von kleinen Veränderungen im Dosierungsschema und von Komedikationen ab. Das ist insbesondere bei Komedikation von Arzneimitteln zu bedenken, die Substrate von CYP3A4 oder P-Glycoprotein sind.

l Moxifloxacin

m vermutl. nur von theoret. Interesse, aber Monitoring bei vorbestehenden Veränderungen im Erregungsbildungs- und -leitungssystem empfohlen, wenn derartige Komb. nicht gemieden werden können

n es handelt sich um einen Fallbericht eines Pat., der die Dosierung seiner zur Prophylaxe verordneten Malariamittel eigenmächtig verändert hat.

o Konz. um mehr als 7 µg/ml ↓ (durchschnittliche Steady-state-Konz.: 14,8 µg/ml)

p soll auch für andere Chinolone gelten (u.a. für Norfloxacin, Ciprofloxacin, Enoxacin)!

q Veränderungen: Atovaquon ca. 34% ↓, Rifabutin nur geringgradig ↑

r Veränderungen: Atovaquon ca. 40% ↓, Rifampicin ca. 30% ↑

s Serumkonz. um mehr als 75% ↓!

t unklar, ob auch Doxycyclin auf die Kinetik von Atovaquon wirkt

u Basis: **In-vitro**-Stoffwechseluntersuchungen, bislang keine klinischen Daten

2   Tuberkulostatika

2.1   Monopräparate

Wm/WI (EMB): Mechan. nicht vollständig bekannt, Diffusion in das Mykobakterium und Hemmung der Zellteilung durch Interferenz mit der RNA-Synthese; nur wirksam bei proliferierenden Keimen, bakteriostatisch

Wm/WI (INH/PTH): genauer Mechan. unbek., vermutl. Eingriff in die Synthese der Mykolsäure und Hemmung der Zellwandsynthese bei empfindl. Organismen, bakterizid

Wm/WI (PZA): Mechan. unbek., in vitro in einem pH-Bereich aktiv, der in frühen, aktiven Tuberkuloseherden vorherrscht; je nach Konz. bakterizid oder bakteriostatisch

Wm/WI (Rifampicin): Hemmung der bakt. RNA-Synthese durch Bindg. an die DNA-abhängige RNA-Polymerase; so Verhinderung des Andockens des Enzyms an die DNA mit nachf. Ausbleiben der RNA-Transkription; bakterizid

Wm/WI (Streptomycin): → S. 91

empf. (EMB): M.tuberculosis, M.kansasii, M.avium-intracellulare;

empf. (INH): M.tuberculosis, M.kansasii;

empf. (PTH): M.tuberculosis, M.kansasii, M.leprae;

empf. (PZA): M.tuberculosis;

empf. (RMP): M.tuberculosis, grampos. Kokken, Legionellen, Chlamydien, M.leprae, Meningokokken, Gonokokken, H.influenzae, Bacteroides;

empf. (SM): M.tuberculosis, Brucellen, Yersinia pestis, Francisella tularensis

Ind: alle Formen und Stadien der Tbc

Ind (EMB/INH/PTH/RMP): Erkrankungen durch andere (atypische) Mykobakterien

Ind (INH/PTH/RMP): Lepra

Ind (INH): Chemoprophylaxe der Tuberkulose

Ind (RMP/SM): Brucellose

Ind (RMP): Buruli-Ulkus; Infekt. mit sensiblen grampositiven/-negativen Erregern (u.a. Staph. aureus, v.a. MRSA, Legionellen, Meningokokken, Träger von H. influenzae Serotyp B

Ind (SM): Streptokokken-/Enterokokkenendokarditis (in Komb. mit Benzylpenicillin), Tularämie (in Komb. mit Tetracyclinen)

UW (EMB): N. opticus-Schädigung, Transaminasen ↑, allerg. Reaktionen;

UW (INH): periph. Neurop., Transaminasen ↑, Akne, Leukopenie, Mikrohämaturie;

UW (PTH): GI-Strg., Transaminasen ↑, allerg. Reaktionen;

UW (PZA): Hyperurikämie, Transaminasen ↑, Erbrechen, Strg. d. Hämatopoese;

UW (RMP): Transaminasen ↑, Cholestase, Rotfärbung des Urins, Neutro- und Thrombopenie, Nierenversagen;

UW (SM): Schädigung des N. vestibularis, Nephrotoxizität

KI (EMB): Vorschädigung des N. opticus; **KI** (INH): akute Lebererkr., periphere Neuropathien

KI (PTH, PZA): schwere Leberfunktionsstrg., SS (PTH)

KI (RMP): schwere Leberfunktionsstrg.; SZ; Cave in SS

KI (SM): schwere Niereninsuff., Innenohrschädigung, SS/SZ

Ink (RMP): Azole, Calciumantagonisten, CSE-Hemmer, Dapson, Doxyclyclin, Propafenon

Ethambutol (EMB) Rp	HWZ 2.5–4h, Qo 0.8, PPB 10–20%, PRC B, Lact +
EMB-Fatol *Tbl.* 100, 250, 400, 500mg; **Myambutol** *Tbl.* 400mg; *Amp.* 400mg/4ml, 1000mg/10ml	TBC: 1 x 25mg/kg p.o./i.v./i.m., n. 2–3 M. 1 x 20mg/kg; **DANI** GFR 40–75: 1 x 15mg/kg; 30–39: 15mg/kg alle 2d; < 30: n. Serumspiegel
Isoniazid (INH) Rp	HWZ 0.7–4h, Qo 0.6, PPB 30%, PRC C, Lact +
Isozid *Tbl.* 50, 100, 200mg; *Inf.Lsg.* 0.5g **Tebesium-s** *Inf.Lsg.* 100, 250mg	TBC: 1 x 5mg/kg p.o./i.v.; 15mg 2–3 x/W.; **Ki.** 1 x 200mg/m² KOF; **DANI** nicht erforderl., evtl. 1–2d/W. Pause
Protionamid (PTH) Rp	HWZ 1–2h, keine PPB
Ektebin *Tbl.* 250mg **Peteha** *Tbl.* 250mg	TBC: 10–15mg/kg p.o. in 1–3 Einzelgaben; **Ki. < 4J.:** 25mg/kg p.o.; **5–8J.:** 20mg/kg; **> 9J.:** 15mg/kg; **DANI** 2–3 x/W. 1g p.o.
Pyrazinamid (PZA) Rp	HWZ 9–23h, Qo 1.0, PPB 50%, PRC C, Lact ?
Pyrafat *Tbl.* 500mg **Pyrazinamid** *Tbl.* 500mg	TBC: 1 x 30–40mg/kg p.o., max. 2.5g/d f. 2–3 M.; **Ki.** 1 x 30–35mg/kg p.o.; **DANI** 2 x/W. 3g
Rifampicin (RMP) Rp	HWZ 2–3h, Qo 0.85, PPB 90%, PRC C, Lact –
Eremfat *Tbl.* 150, 300, 450, 600mg; *Saft* (5ml = 100mg); *Inf.Lsg.* 300, 600mg; **Rifa** *Tbl.* 150, 300, 450, 600mg; *Inf.Lsg.* 300, 600mg; **Rifampicin Hefa** *Kps.* 150, 300mg; *Tbl.* 450, 600mg; *Inf.Lsg.* 600mg	TBC: 1 x 10mg/kg p.o./i.v., max. 750mg/d; **Ki. < 2M.:** 10mg/kg, **2M.–6J.:** 15mg/kg **> 6J.:** 10mg/kg, max. 450mg/d; **andere Inf.:** 600–1200mg/d p.o./i.v. in 2–3 ED; **Meningokokken-Pro.:** 2 x 600mg p.o. f. 2d; **Ki. 3–11M.:** 2 x 5mg/kg f. 2d; **1–12J.:** 2 x 10mg/kg f. 2d; **DANI** nicht erforderl.
Streptomycin (SM) Rp	HWZ 2.5h, Qo 0.04, PPB 32–35%, PRC D, Lact +
Strepto-Fatol *Inj.Lsg.* 1g **Strepto-Hefa** *Inj.Lsg.* 1g	TBC, Brucell., Tularäm.: 1 x 15mg/kg i.m. **> 50 J.:** 1 x 0.5g; **Ki. < 3M.:** 1 x 10mg/kg, max. 50mg/d; **3–6 M.:** 1 x 15–25mg/kg; **0.5–12J.:** 1 x 20–30mg/kg, max. 1g/d; **Enterokok.-Endokard.:** 1 x 2g f. 10–14d; **DANI** GFR 50–60: 1g alle 40h; 40–50: 1g alle 60h; 30–40: 1g alle 72h; **HD:** zusätzl. 3.5–5mg b. Dialy. End.

Laborparameter-Veränderungen (fakultativ)

für Streptomycin → S. 91

↑	SGOT, SGPT, Bili i.S., Eiweiß i.U., Harnsäure i.S., Glukose i.B., Leuko, Eos
↓	Hb/Hk, Leukos, Thrombos, Prothrombin, Fibrinogen, Glukose i.B.

Interferenzen mit Laboruntersuchungen

Wirkstoff	Laborparameter	Art der Interferenz
RMP	Vitamin B12, Folsäure (mikrobiol. Bestimmungsmethoden)	Ergebnis nicht verwertbar
SM	Aminosäuren i.U. (Ninhydrin-Reaktion), Glucose i.U. (Kupferoxid-Methode oder mit Benedikt-Reagens)	falsch-positive Ergebnisse
	Hns-N i.S. (Berthelot-Reaktion)	falsch-negative Ergebnisse

Chemische Inkompatibilitäten mit Injektions-/Infusionslösungen

INH	kann mit allen gängigen Basisinfusionslsg., sowie anderen Tuberkulostatika (EMB, RMP, SM, PTH, PAS) gemischt bzw. gemeinsam appl. werden
PTH	Rifampicin, PAS; Mischung mit EMB und INH möglich
RMP	Isoniazid, Streptothenat
SM	Calciumglukonat, NaHCO$_3$, Heparin-Na, Procain-HCl, Riboflavin, Barbiturate, Nitrofurantoin, Sulfonamide, Penicilline (In-vitro-Inaktivierung), Rifampicin, Isoniazid

Wechselwirkungen

Sollten unter der Antibiotikatherapie Durchfälle auftreten, kann die Absorption oder der enterohepatische Kreislauf anderer Arzneimittel gestört und damit deren WI beeinträchtigt werden.

Bei Gabe von Streptomycin ist im Wesentlichen mit den gleichen WW zu rechnen, die bei parenteraler Anwendung von Aminoglykosiden bekannt sind (→ S. 52).

Alkohol	Inzidenz der arzneimittelbedingten Hepatitis↑ bei INH + Alkohol (Mechanismus und Häufigkeit von SUE unbekannt); WI von INH u. U.↓ bei Alkoholikern (Metabolismus von INH↑), dazu Risiko von Neuropathien/Leberschäden↑; ANV (Einzelfallbericht, bei Alkoholikern grundsätzlich keine INH-Monotherapie; Alkoholtoleranz↓ bei gleichzeitiger Gabe von PTH; u. U. Risiko ophthalmologischer Komplikationen unter EMB↑ bei Alkoholkonsum, Einzelfallbericht; psychotische WI unter Etionamid bei exzessivem Alkoholkonsum (wegen chemischer Verwandtschaft auch bei PTA möglich)
Allopurinol	Versagen der Allopurinoltherapie (Gicht) bei gleichzeitiger Gabe von PZA (Pyrazinsäure-Kumulation, Harnsäureexkretion somit gehemmt); Kombination vermeiden

Aminosalicylsäure (PAS)	WI von **RMP**↓ (Absorption↓); Kombination vermeiden, sonst zeitversetzte Einnahme[a] empfohlen; Serumkonzentration von **INH** ↑ bei gleichzeitiger Gabe von **PAS** (evtl. Verdrängung aus der PPB)
Amiodaron	WI von **Amiodaron** ↓ bei gleichzeitiger Gabe von **RMP** (Metabolismus von Amiodaron ↑); Einzelfallbericht
Antazida	eventuell Absorption von **EMB/RMP** ↓; Bedeutung fraglich
Antazida, Al-haltige	Absorption von **INH**↓ (widersprüchliche Befunde); zeitversetzte Einnahme!
Antidepressiva, trizyklische	WI von **Nortriptylin** ↓ bei gleichzeitiger Gabe von **RMP** (Abbau von Nortriptylin u. U. ↑), 2 Einzelfallberichte, klinische Therapiekontrolle und TDM; Risiko UW der **TCA** ↑ bei gleichzeitiger Gabe von **INH** (Basis: MAO-Hemmung durch **INH**), klinische Bedeutung unklar, klinische Überwachung empfohlen
Antidiabetika, orale	WI von **Glyburid/Glimepirid/Glibenclamid/Tolbutamid**↓ bei gleichzeitiger Gabe von **RMP** (Metabolismus ↑); Kontrolle der Glukose i. B. und ggf. DA; Auswirkungen von INH auf die Glukosekonzentrat. möglich (Einzelfälle), Kontrollen notwendig
Antihypertensiva	Parästhesien, Unruhezustände, hypotone Krisen bei gleichzeitiger Gabe von **SM** möglich[b]
Antikoagulanzien, orale	Gerinnungshemmung durch **Warfarin** ↑ bei gleichzeitiger Gabe von **INH**, Einzelfallbericht und Tierversuche, Überwachung der Gerinnungsparameter empfehlen; Gerinnungshemmung ↓ bei gleichzeitiger Gabe von **RMP** (Metabol. der Antikoagulanzien ↑), Kontrolle der Gerinnungsparameter und ggf. DA
Antimykotika (Imidazol-, Triazoltyp)	WI von **Ketoconazol** ↓ bei gleichzeitiger Gabe von **INH** und **RMP**, Kombination möglichst vermeiden, sonst Überwachung der **Ketoconazol**therapie (auch Serumspiegel); WI von **Fluconazol/ Itraconazol**↓ bei gleichzeitiger Gabe von **RMP** (Metabolismus ↑), Kombination möglichst vermeiden; WI von **RMP**↓ bei gleichzeitiger Gabe von **Ketoconazol**[c]
Atovaquon	Serumkonzentrationen von Atovaquon↓, aber von RMP↑, klinische Bedeutung unklar, Therapiekontrolle empfohlen
Barbiturate	WI der Barbiturate ↓ bei gleichzeitiger Gabe von **RMP** (Metabolismus der Barbiturate ↑); bei Verwendung als Antikonvulsivum TDM und DA, sonst Kombination vermeiden
Benzodiazepine	Risiko UW/toxischer WI von **Diazepam** (nach i.v.-Gabe)/ **Midazolam**↑ bei gleichzeitiger **INH**-Therapie (Abbau der Benzodiazepine↓); WI von **Diazepam** (i.v. und oral)/**Triazolam**/ **Nitrazepam/Midazolam** (oral) ↓ bei gleichzeitiger Gabe von **RMP** (Metabolismus der Benzodiazepine ↑)[d]

Betarezeptoren-blocker	WI von **Propranolol** ↓ bei gleichzeitiger Gabe von **RMP** (Metabolismus des Betablockers↑); WI von **Metoprolol**↑ bei gleichzeitiger Gabe von **RMP** (Metabolismus↓), Kontrolle der kardiovaskulären Situation empfohlen; Ausscheidung von **INH**↓ bei gleichzeitiger Gabe von **Propranolol**
Bunazosin	antihypertensive WI von **Bunazosin** stark ↓ (Abbauinduktion)
Buspiron	WI von **Buspiron** ↓ bei gleichzeitiger Gabe von **RMP** (Abbau von **Buspiron**↑, Induktion von CYP3A4)e; Kombi. möglichst vermeiden
CaA (Dihydro-pyridine)	blutdrucksenkende WI von **Nifedipin/Nisoldipin** ↓ bei gleichzeitiger Gabe von **RMP**, Einzelfallserien (**Nifedipin**), Einzelfallbericht (**Nisoldipin**)f; RR-Kontrolle empfohlen
Carbamazepin	Risiko UW/toxischer WI↑ bei Kombination **INH/CBZ** (gegenseitige Beeinflussung des Metabolismus); Kombination möglichst vermeiden, sonst Leberfunktion überwachen und TDM von **CBZ**
Chinidin	WI von **Chinidin** ↓ bei gleichzeitiger Gabe von **RMP** (Metabolismus↑); Therapiekontrolle empfohlen
Chinin	WI von Chinin ↓ bei gleichzeitiger Gabe von RMP (Metabolismus↑)e; Therapiekontrolle empfohlen
Chlorpromazin	Abbau von **INH**↓
Chlorzoxazon	Risiko UW/toxischer WI von **Chlorzoxazon** ↑ bei gleichzeitiger Gabe von **INH** (Clearance↓, Symptomatik: Kopfschmerzen, Übelkeit, Sedierung)g
Cimetidin	WI von **Cimetidin** ↓ bei gleichzeitiger Gabe von **RMP**; Bedeutung fraglich
Clarithromycin → S. 43	Abbau von **Clarithromycin** ↗ bei gleichzeitiger Gabe von **RMP** (Clarithromycin-Serumkonzentration um 40%↓, Konzentration von 14-OH-Clarithromycin um den gleichen Betrag↑), aufgrund der unterschiedl. Empfindlichkeit von Bakterien gegenüber Clarithromycin und 14-OH-Clarithromycin kann die antimikrobielle WI des Makrolids beeinträchtigt sein
Clofibrat	WI von **Clofibrat** ↓ bei gleichzeitiger Gabe von **RMP** (Metabolismus↑); Überwachung durch Kontrolle der Fettstoffwechselparameter empfohlen
Clozapin	WI von **Clozapin** ↓ bei gleichzeitiger Gabe von **RMP** (Metabolismus↑, Induktion von CYP1A2, CYP3A); Einzelfallberichth
Coffein	renale Exkretion von PZA↑ bei gleichzeitiger Gabe von Coffeini; klinische Bedeutung unklar
Cotrimoxazol → S. 67	Risiko UW/tox. WI von **RMP** ↑ (Metabolismus↓ oder Verdrängung aus der PPB); klinische Therapiekontrolle empfohlen, Serumkonzentration von **Cotrimoxazol**↓ bei HIV-Pat. unter **RMP**

Corticosteroide	WI der **Corticoide** ↓ (Metabolismus↑) bei gleichzeitiger Gabe von **RMP**, Kombination möglichst vermeiden, sonst Anpassung der Corticoiddosis bis zur gewünschten klinischen WI⁄; renale Clearance von **INH** ↑ bei gleichzeitiger Gabe von **Prednisolon** (bei Langsamacetylierern Acetylierung↑)ᵉ; klinische Bedeutung unklar
Cyclooxygenase-II-Hemmer	Beeinflussung des Stoffwechsels durch RMP (entweder beschleunigter Abbau oder verstärkte Bioaktivierung)
Cycloserin	ZNS-UAW ↑ bei Kombination mit **INH** (v. a. Schwindel, Benommenheit, Krampfbereitschaft); Therapiekontrolle!, Information des Pat.: Fahrtüchtigkeit ↓
Cyclosporin	WI von **CyA** ↓ bei gleichzeitiger Gabe von **PZA** (möglicherweise Metabolismus↑); akute Myopathie (evtl. additiv) bei Kombination von **CyA/PZA**, Einzelfallbericht; WI von **CyA** ↓ bei gleichzeitiger Gabe von **RMP** (intestinaler/hepat. Metabolismus von CyA↑, CYP3A4), Kombination vermeiden, sonst Anpassung der CyA-Dosis bis zur gewünschten klinischen WIᵏ; TDM empfohlen
Dapson → S. 101	WI von **Dapson** ↓ bei gleichzeitiger Gabe von **RMP** (Metabolismus↑), **Cave:** bei der Prophylaxe und Therapie von **Pneumocystis-carinii**-Infektionen, für die Lepratherapie wahrscheinlich ohne Bedeutungˡ
Dihydralazin	WI-Verstärkung von **Dihydralazin** bei gleichz. Gabe von **INH** infolge konkurrier. Abbauwege (N-Acetylierung); RR-Kontrolle empfohlen
Diltiazem	WI von **Diltiazem** ↓ bei gleichzeitiger Gabe von **RMP**, Einzelfallbericht und Studie an gesunden Probanden; klinische Kontrolle empfohlen
Disopyramid	WI von **Disopyramid** ↓ bei gleichzeitiger Gabe von **RMP** (Metabolismus↑); Kombination möglichst vermeiden
Disulfiram	psychotische Episoden, Ataxie bei gleichzeitiger Gabe von **INH** (veränderter Dopaminstoffwechsel); Kombination vermeiden
Dolasetron	WI von **Dolasetron** ↓ bei gleichzeitiger Gabe von **RMP** (Metabolismus↑), klin. Relevanz unklar; Th.-Kontrolle empfohlen
Enalapril	antihypertensive WI von **Enalapril** ↓ bei gleichzeitiger Gabe von **RMP** (Konzentration von Enalaprilat↓), Einzelfallbericht; RR-Kontrolle empfohlen
Ethosuximid	Risiko UW/toxischer WI von **Ethosuximid** ↑ bei gleichzeitiger Gabe von **INH** (Plasmakonz. ↑); Einzelfallbericht mit psychotischen Symptomen (Rückbildung nach Absetzen von **INH**)
Fenyramidol	Abbau von INH
Fexofenadin	orale Verfügbarkeit von **Fexofenadin** ↓ bei gleichzeitiger Gabe von **RMP** (Ursache: Induktion des intestinalen P-Glykoproteins)

Gestagene	kontrazeptive Sicherheit↓ bei gleichzeitiger Gabe von **RMP**, zusätzliche nichthormonale Verhütungsmethode notwendig; für andere Indikationen Hormondosis anpassen
Haloperidol	Risiko UW/toxischer WI von **Haloperidol**↑ bei gleichzeitiger Gabe von **INH** (möglicherweise Metabolismus von **Haloperidol**↓); WI von **Haloperidol**↓ bei gleichzeitiger Gabe von **RMP** (Metabolismus↑), klinische Therapiekontrolle empfohlen
Herzglykoside	WI von **Digitoxin** (Metabolismus↑) und **Digoxin**↓ (Bioverfügbarkeit↓ aufgrund der Induktion des P-Glykoproteins durch **RMP**) bei gleichzeitiger Gabe von **RMP**; TDM, klinische Überwachung und ggf. DA empfohlen
HMG-CoA-Reduktase-hemmer	WI von **Atorvastatin/Fluvastatin/Lovastatin/Simvastatin**↓ bei gleichzeitiger Gabe von **RMP** (Metabolismus↑); klinische Relevanz der WW nicht eindeutig bestimmt, Therapiekontrolle über Fettstoffwechselparameter empfohlen[m]
Hydroxychloroquin	WI von Hydroxychloroquin↓ bei gleichzeitiger Gabe von **RMP** (Metabolismus↑); Einzelfallbericht
Inhalations-anästhetika	möglicherweise nephrotoxische WI (Fluoridanfall aus dem **Enfluran**abbau↑) bei gleichzeitiger Gabe von **INH**; Kombination vermeiden, große interindividuelle Variabilität; auch für Iso- und Sevofluran diskutiert, klinische Bedeutung unklar, möglicherweise vom Acetylierungstyp abhängig; Laborkontrollen sinnvoll
Insulin	Absorption von **INH**↑, Veränderung der **INH**-Gewebekonzentration
Isoniazid	gegenseitige Verstärkung der hepatotoxischen WI bei Kombinatnion **INH/RMP**, Leberfunktion überwachen; Serumkonzentration von **PTH**↑ bei gleichzeitiger Gabe von **INH** (um ca. 70%↑); DA zur Vermeidung von UAW empfohlen; evtl. erhöhtes Risiko Ethambutol-induzierte Optikusneuropathien bei gleichzeitiger Gabe von **INH**
Kohle, medizinische	Absorption von **RMP**↓ bei gleichzeitiger Gabe von Aktiv**kohle**
Kontrazeptiva, orale	kontrazeptive Sicherheit↓ bei gleichzeitiger Gabe von **RMP** (Metabolismus der Hormone↑); zusätzliche nichthormonale Kontrazeptionsmethode **zwingend** notwendig[n]
Lamotrigin	WI von **Lamotrigin**↓ bei gleichzeitiger Gabe von **RMP** (Metabolismus↑); Einzelfallbericht, TDM und klinische Überwachung empfehlen
Leflunomid	Risiko UW/toxischer WI von **Leflunomid**↑ bei gleichzeitiger Gabe von **RMP** (Bioaktivierung↑ mit Kumulation des aktiven Metaboliten)[o], klinische Bedeutung noch unklar
Levodopa	Verschlechterung der Levodopa-induzierten Symptomkontrolle bei gleichzeitiger Gabe von **INH**

Losartan	blutdrucksenkende WI von **Losartan** ↓ bei gleichzeitiger Gabe von **RMP** (Metabolismus ↑)[p]; RR-Kontrolle empfohlen
Mephenytoin	WI von **Mephenytoin** ↓ bei gleichzeitiger Gabe von **RMP** (Metabolismus ↑); TDM empfohlen
Mexiletin	Ausscheidung von **Mexiletin** ↗ bei gleichzeitiger Gabe von **RMP**
Mirtazapin	Beschleunigte Ausscheidung von Mirtazapin bei gleichzeitiger Gabe von RMP, Dosisanpassung notwendig
Nahrungsmittel/ Getränke, tyraminreiche	Palpitationen, Tachypnoe, Schwitzen, Urtikaria, Kopfschmerzen, Erbrechen bei Pat. unter INH, die derartige Lebensmittel/Getränke zu sich genommen haben (Überangebot an Histamin, Histaminase durch INH ↓)
NNRTI	WI von **Delavirdin/Efavirenz/Nevirapin** ↓ bei gleichzeitiger Gabe von **RMP** (Metabolismus über CYP3A4↑); Kombination wenn möglich vermeiden
Ondansetron	WI von **Ondansetron** ↓ bei gleichzeitiger Gabe von **RMP** (Metabolismus ↑)[e]; klinische Effektkontrolle empfohlen
Opioide	Entzugssymptome unter **Methadon**therapie (Metabolismus↑ bei gleichzeitiger Gabe von RMP), bei Methadonsubstitution auf Entzugssymptome achten; WI von **Morphin/Codein** ↓ bei gleichzeitiger Gabe von RMP (Mechanismus unklar)[p]; Kombination möglichst vermeiden; Einzelfallbericht: Hypotonie und Bewusstseinseinschränkung bei gleichzeitiger Gabe von Pethidin und INH, klinische Bedeutung unklar
Oxacillin → S. 10	gegenseitige Verstärkung der antibakteriellen WI bei gleichzeitiger Gabe von **RMP** und **Oxacillin** möglich[q]
Paracetamol	Risiko toxischer WI von **Paracetamol** (Anfall toxischer Metabolite ↑) bei gleichzeitiger Gabe von **INH**[f]; mehrere Einzelfallberichte, Kombination möglichst meiden; Einzelfallbericht über akutes Leberversagen unter **Paracetamol/RMP**, Kombination möglichst vermeiden, Leberfunktion überwachen
Phenytoin	Risiko UW/toxischer WI von **DPH**↑ bei gleichzeitiger Gabe von **INH** (Metabolismus von DPH evtl. ↓); WI von **DPH** ↓ bei gleichzeitiger Gabe von **RMP** (Metabolismus ↑)[d]; TDM und ggf. DA empfohlen
Praziquantel	Serumkonz. von **Praziquantel** ↓ bei gleichzeitiger Gabe von **RMP**[e]
Primidon	Risiko UW/toxischer WI von **Primidon**↑ bei gleichzeitiger Gabe von **INH**; Therapiekontrolle und ggf. DA empfohlen
Probenecid	renale Exkretion von **PZA**↓ bei gleichzeitiger Gabe von **Probenecid**, außerdem Störung der Harnsäure-Exkretion durch beide Wirkstoffe; möglicherweise Störung der Ausscheidung von **RMP** durch **Probenecid**, widersprüchliche Datenlage[s]

Procainamid	veränderte Plasmakonzentration von **INH** bei gleichzeitiger Gabe von **Procainamid** (WW an der Acetylierung); wahrscheinlich nicht klinisch relevant
Propafenon	WI von **Propafenon**↓ bei gleichzeitiger Gabe von **RMP** (Metabolismus↑), Einzelfallbericht; Therapiekontrolle empfohlen (TDM, wenn möglich)
Proteaseinhibitoren, antivirale	WI von **Amprenavir**[r]/**Indinavir**/**Nelfinavir**/**Ritonavir**/**Saquinavir**↓ bei gleichzeitiger Gabe von **RMP** (**Virostatika**metabolismus↑); Kombination vermeiden
Protionamid	Serumkonzentration von **PTH**↑ bei gleichzeitiger Gabe von **INH** (um ca. 70%↑); DA zur Vermeidung von UAW empfohlen
Quetiapin	WI von **Quetiapin**↓ bei gleichzeitiger Gabe von **RMP** (Metabolismus↑); Therapiekontrolle empfohlen
Repaglinid	Ausscheidung von **Repaglinid**↑ unter gleichzeitiger Gabe von **RMP** (Metabolismus↑); Therapiekontrolle empfohlen
Rifampicin	gegenseitige Verstärkung der hepatotoxischen WI bei Kombination INH/RMP; Leberfunktion überwachen
Rofecoxib	WI von **Rofecoxib**↓ bei gleichzeitiger Gabe von **RMP** (Metabolismus↑); DA
Ropivacain	Exkretion von Ropivacain↑ bei gleichzeitiger Gabe von RMP (Metabolismus↑)
Schilddrüsen-hormone	WI der Hormone↓ bei gleichzeitiger Gabe von **RMP** (Metabolismus↑), Einzelfallbericht; klinischer Zustand und TSH kontrollieren
Schlafmittel	Toleranz↓ bei gleichzeitiger Gabe von **PTH**
Sirolimus	WI von **Sirolimus**↓ bei gleichzeitiger Gabe von **RMP** (Metabolismus↑)[u]; Komb. möglichst vermeiden, sonst TDM u. DA empfohlen
SSRI	Therapieabbruchrate unter Kombination SSRI/INH höher als bei Gabe von SSRI oder INH allein (klin. Studie an HIV-Pat.), vermutlich Risiko UAW↑ (Basis: evtl. MAO↓ durch INH oder Metabolismus der SSRI↓); SSRI-Entzugssyndrom bei einem Pat. unter Sertralin nach Beginn einer RMP-Therapie (Einzelfall)
Tacrolimus	WI von **Tacrolimus**↓ bei gleichzeitiger Gabe von **RMP** (Metabolismus↑; Transport über P-Glykoprotein↑); Kombination vermeiden, sonst TDM und DA
Tadalafil	Verstärkter Metabolismus von Tadalafil bei gleichzeitiger Gabe von RMP, Wirksamkeitsverlust zu erwarten
Tamoxifen	WI von **Tamoxifen**↓ bei gleichzeitiger Gabe von **RMP** (Metabolismus↑)[c]; Kombination möglichst vermeiden
Terbinafin	Verstärkter Metabolismus bei gleichzeitiger Gabe mit RMP

Tetracycline → S. 38	WI von **Doxycyclin** ↓ bei gleichzeitiger Gabe von **RMP** (Metabol. ↑)
Theophyllin	Risiko UW/toxischer WI von **Theophyllin** ↑ bei gleichzeitiger Gabe von **INH**[V] oder **INH/RMP**, 2 Einzelfallberichte; WI von **Theophyllin** ↓ bei gleichz. Gabe von **RMP** (Metabol. ↑); Th.-Kontrolle empfohlen
Tocainid	WI von **Tocainid** ↓ bei gleichzeitiger Gabe von **RMP** (Metabolismus ↑)[e]; Therapiekontrolle empfohlen
Toremifen	WI von **Toremifen** ↓ bei gleichzeitiger Gabe von **RMP** (Metabolismus ↑); Kombination möglichst vermeiden
Trimethoprim→ S. 66	HWZ von **TMP** ↓; Risiko UW/toxischer WI von **RMP** ↑ (Abbau ↓)
Urikosurika	Dosis ↑ bei Pat., die **Ethambutol/PZA** erhalten (Konkurrenz bei aktiver Sekretion der Tuberkulostatika und Harnsäure zu Lasten der Harnsäureexkretion)
Valproinsäure	Leber- und ZNS-Toxizität ↑ bei gleichzeitiger Gabe von **INH** (möglicherweise additiv und Metabolismus ↓), 2 Einzelfallberichte; TDM/Leberwerte, klinische Kontrolle
Verapamil	WI von oralem **Verapamil** ↓ bei gleichzeitiger Gabe von **RMP** (intestinaler Metabolismus ↑); enge Th.-Überwachung empfohlen
Vincristin	Neurotoxizität ↑ bei Kombination von **Vincristin/INH** (u. U. additiv und/oder Metabolismus von **Vincristin** ↓); mehrere Einzelfallberichte, Kombination vermeiden
Vitamin B6	Auslösung einer Anämie oder einer peripheren Neuritis bei gleichzeitiger Gabe mit **Vitamin B6**[W]; Bedarf an Vitamin B6 ↑
Vitamin D	**Vitamin-D**-Konzentration i. B. ↓ bei gleichzeitiger Gabe von **RMP**; Bedeutung unklar
Vitamin K	Vit.-K-Mangelblutungen bei Neugeborenen, deren Mütter während der SS mit **INH** (Mechanismus unklar)/**RMP** behandelt wurden
Zalcitabin	Clearance von **INH** ↑ (Verdopplung) bei gleichzeitiger Gabe von **Zalcitabin**; **Cave:** Wirkstoffe verursachen Neuropathien
Zaleplon	WI von **Zaleplon** ↓ bei gleichzeitiger Gabe von **RMP** (Metabolismus ↑)[X]; Therapiekontrolle empfohlen
Zidovudin	WI von **Zidovudin** ↓ bei gleichzeitiger Gabe von **RMP** (Metabolismus ↑), klinische Bedeutung unklar; Konzentration von **PZA** ↓ bei gleichzeitiger Gabe von **Zidovudin**; 4 Einzelfälle (HIV-Pat.), klinische Bedeutung unklar
Zolpidem	WI von **Zolpidem** ↓ bei gleichzeitiger Gabe von **RMP** (Metabolismus ↑)[e]; Kombination möglichst vermeiden
Zopiclon	WI von Zopiclon ↓ bei gleichzeitiger Gabe von **RMP** (Metabolismus ↑); Kombination möglichst vermeiden

a Intervall mindestens 8 Stunden
b Herstellerangabe
c nur bei Pat., nicht jedoch bei gesunden Probanden beobachtet
d bei Kombinationstherapien aus INH und RMP überwiegt der pharmakokinetische Effekt von RMP demjenigen Einfluss von INH
e Basis: pharmakokinetische US an gesunden Probanden
f auch für Isradipin und Lacidipin berichtet
g Ausmaß: Langsamacetylierer > Schnellacetyliere;, nach Absetzen von INH Rebound-Phänomen
h Clo-zapinkonz. signifikant ↓
i Basis: Tierversuch
j es können erhebliche Dosissteigerungen nötig sein.
k die Dosis kann um das 2,5-3fache gesteigert werden müssen. Zwei bis vier RMP-Dosen können ausreichen, um die CyA-Konz. in den subtherapeutischen Bereich zu drücken.
l gegenwärtig wird bei Lepra RMP nur einmal monatlich zu Dapson dazugegeben. Bei dieser Variante sind Auswirkungen von RMP auf die Dapson-Kinetik unwahrscheinlich.
m Prava-statin wird nicht über CYP3A4 verstoffwechselt, so dass dieser CSE-Hemmer für Patienten unter RMP als Alternative in Frage kommt.
n im Gegensatz zu anderen Antibiotika ist bei RMP **belegt**, dass die Wirksamkeit der oralen Kontrazeptiva beeinträchtigt ist!
o Basis: Studie nach Einmalgabe
p Basis: Studie an gesunden Probanden
q Basis: **In-vitro**-US bei hohen Antibiotikakonz., in niedriger Konz. eher indifferent
r Möglicherweise ist die Interaktion häufiger/schwerer, wenn Paracetamol 12 h nach INH eingenommen wird als nach simultaner Einnahme.
s Probenecid sollte nicht routinemäßig zur Ausscheidungsverzögerung von RMP verwendet werden, da es keinen eindeutigen Beleg für das Vorkommen und den therapeutischen Nutzen dieser Kombination gibt.
t Basis: Studie an 11 Patienten, ↓ der Amprenavirkonzentration um 90%
u Basis: Studie an 14 gesunden Probanden, ↑ der Clearance von Sirolimus um das 5fache, ↓ der AUC und Cmax um ca. 82% bzw. 71%
v möglicherweise erst bei Tagesdosierungen > 300 mg INH
w entweder durch Wirkung als Pyridoxinantagonist oder durch ↗ renale Exkretion von Pyridoxin
x Basis: Studie an gesunden Probanden, Serumkonz. um 80% ↓

2.2 Kombinationspräparate

Rifampicin + Isoniazid Rp

Iso-Eremfat Tbl. 150+100mg, 300+ 150mg **Rifinah** Tbl. 300+150mg **Tebesium Duo** Tbl. 300+150mg	**TBC:** 1 x 10 + 5mg/kg p.o.

Isoniazid + Pyridoxin Rp

Isozid compositum Tbl. 100+20mg, 200+40mg, 300+60mg, 400+80mg **Tebesium** Tbl. 200+20mg, 300+30mg	**TBC:** 1 x 5mg/kg INH p.o.

Rifampicin + Isoniazid + Pyrazinamid Rp

Rifater Tbl. 120+50+300mg **Tebesium Trio** Tbl. 120+50+300mg	**TBC:** < 40kg: 1 x 3 Tbl. p.o.; 40–49kg: 1 x 4 Tbl.; 50–65kg: 1 x 5 Tbl.; > 65kg: 1 x 6 Tbl.

2.3 Reservemittel

WM/WI (Capreomycin): unbek. WM, tox. Risiken mit denen der Aminoglykoside vergleichbar (→ S. 52); **WM/WI** (Dapson): vermutl. ähnlich wie Sulfonamide (→ S. 64) durch Eingriff in die Folsäuresynthese, bakteriostatisch; gegen **Pneumocystis carinii** und Malariaplasmodien antiprotozoisch; **WM/WI** (PAS): Analogon der p-Aminobenzoesäure, Unterdrückung des Wachstums und der Teilung von **M. tuberculosis** durch Eingriff in die Folsäuresynthese, bakteriostatisch; **WM/WI** (Rifabutin): Hemmung der DNA-abhängigen RNA-Polymerase-empfindlichen Prokaryonten, Hemmung der DNA-Synthese; bakterizid/ bakteriostatisch; **empf.** (Capreomycin): M.tuberculosis, auch streptomycinresistente Stämme; **empf.** (Dapson): M.tuberculosis, M.leprae, Pneumocystis carinii
empf. (Rifabutin): M.tuberculosis, M.marinum, M.kansasii, M.leprae, M.avium intracellulare, grampos. Kokken, Legionellen, Chlamydien, Gonokokken
Ind (Capreomycin): Tuberkulose; **Ind** (Dapson): Lepra, Hautkrankheiten (blasenbildende Dermatosen, als Therapieversuch bei fehlenden risikoärmeren Alternativen bei bullösem Pemphigoid und weiteren seltenen Hauterkrankungen), Rheuma (als Basistherapeutikum als Alternative zu Gold, Penicillamin, Chloroquin); **Ind** (PAS): Tuberkulose
Ind (Rifabutin): Tbc, Prophylaxe, Therapie von Infekt. mit **M. avium** (MAC) bei AIDS-Pat.
UW (Rifabutin): rot-orange Färbung des Urins, Übelkeit, Erbrechen, Leberenzyme↑, Gelbsucht, Leukopenie, Eosinophilie, Thrombopenie, Anämie, Fieber, Hautrötung, Bronchospasmen, Schock, reversible Uveitis, Wi hormoneller Kontrazeptiva u.a. ↓
KI (Rifabutin): Überempf. gg. andere Rifamycine, Verschlussikterus, Leberzirrhose, akute Hepatitis, Cave in SS/SZ; **Ink** (Dapson): Rifampicin
Ink (Rifabutin): Azole, Clarithromycin, CSE-Hemmer, Proteaseinhibitoren

Capreomycin	
Ogostal *(Int. Apotheke) Inj.Lsg 1g*	**TBC:** 1 x 1g i.m., 1–2 M., dann: 1g 2–3 x/W.

Dapson Rp	
	HWZ 10–50h, PPB 70–90%, PRC C, Lact –
Dapson-Fatol *Tbl. 50mg*	**TBC:** 50–200mg p.o.; **Lepra:** 1 x 50–100mg p.o.

Paraaminosalicylsäure	
	HWZ 1h, PPB 50–70%
PAS *(Int. Apotheke) Tbl. 0.5g; Granulat 4g*	**TBC:** 150mg/kg p.o. in 2 Einzeldosen

Rifabutin Rp	
	HWZ 45h, Q₀ 0.9, PPB 91–94%, PRC B, Lact ?
Alfacid *Kps. 150mg* **Mycobutin** *Kps. 150mg*	**TBC:** 1 x 150mg f. 6–9 M.; vorbehandelte u. immunsupprimierte Pat.: 1 x 300–450mg p.o. **Mycob. avium-Inf.:** Th: 1 x 450–600mg p.o.; **Pro.:** 1 x 300mg; **DANI** GFR < 30: 50%

Laborparameter-Veränderungen (fakultativ)	
↑	MetHb, Eos, Mono, Retikulozyten, Lympho, Hns-N, Crea i.S., AP, SGOT, SGPT
↓	Hb, Granulozyten (gesamt), Leuko (gesamt), Neutro, Thromb

Interferenzen mit Laboruntersuchungen

Wirkstoff	Laborparameter	Art der Interferenz
PAS	Glucose i.U. (nichtenzymatische Methoden), Urobilinogen i.U.	falsch-positive Ergebnisse

Chemische Inkompatibilitäten mit Injektions-/Infusionslösungen

PAS	Rifampicin, Protionamid

Wechselwirkungen

Sollten unter der Antibiotikatherapie Durchfälle auftreten, kann die Absorption oder der enterohepatische Kreislauf anderer AM gestört und damit deren WI beeinträchtigt werden.	
Aminoglykoside → S. 52	wegen gegenseitiger Verstärkung der oto-, nephrotoxischen und neuromuskulär blockierender WI Kombination parenteraler Aminoglykoside mit **Capreomycin** vermeiden
Antimykotika (Imidazole, Triazole)	Uveitis bei Kombination von **Rifabutin** mit **Fluconazol/Itraconazol** (Metabolismus von Rifabutin↓)[a]; 2 Einzelfallberichte
Arzneimittel, hämatotoxische	gegenseitige Verstärkung der hämatotoxischen WI bei gleichzeitiger Gabe von **Dapson** möglich; Kombination vermeiden, sonst engmaschige BB-Kontrolle
Arzneimittel, nephrotoxische	gegenseitige Verstärkung der nephrotoxischen WI bei gleichzeitiger Gabe von **Capreomycin** möglich; Kombination vermeiden, sonst engmaschige Kontrolle der Nierenfunktionsparameter
Arzneimittel, ototoxische	gegenseitige Verstärkung der ototoxischen WI bei gleichzeitiger Gabe von **Capreomycin** möglich; Kombination vermeiden, sonst vor, während und nach Therapie audiometrische US
Cimetidin	Erhöhte Serumkonzentrationen von Dapson, vermindertes MetHb-Risiko
Didanosin	Absorption von **Dapson**↓[b]; zeitversetzte Einnahme bis zum Vorliegen verlässlicher Daten empfohlen
Disulfiram	Beeinflussung des Metabolismus von **Dapson** bei Langzeittherapie mit **Disulfiram** (CYP2E1 ↓[c]); klinische Bedeutung unbekannt
Etacrynsäure	Cochlearisschäden bei gleichzeitiger Gabe von **Capreomycin** (Risiko↑); Kombination möglichst vermeiden
Fluconazol	Verminderte Bildung eines toxischen Dapsonmetaboliten, möglicherweise weniger Dapson-UAW
Herzglykoside	Serumkonzentration d. **Glykoside**↓ bei gleichzeitiger Gabe von PAS
Isoniazid	Serumkonzentration von **INH**↑ bei gleichzeitiger Gabe von PAS (u. U. Verdrängung aus der PPB)

Kontrazeptiva, orale	möglicherweise kontrazeptive Sicherheit↓ bei gleichzeitiger Gabe von **Rifabutin** (Metabolismus der Hormone↑[d]); Verwendung einer zusätzlichen, nichthormonalen Kontrazeptionsmethode empfohlen
Makrolide → S. 42	Risiko UW/toxischer WI[e] von **Rifabutin**↑ bei gleichzeitiger Gabe von **Clarithromycin** (Metabolismus↓); gleichzeitiger WI von **Clarithromycin**↓ (Metabolismus↑); Kombination möglichst meiden
Methotrexat	Toxizität von **MTX**↑ bei gleichzeitiger Gabe von **PAS** (Folatresorption durch PAS↓)
Methoxyfluran	neuromuskuläre Blockade↑ bei gleichzeitiger Gabe von **Capreomycin**; Komb. (auch sequentielle Gabe) möglichst vermeiden
Muskelrelaxanzien	Muskelrelaxation↑ (Dauer, Stärke) bei gleichzeitiger Gabe von **Capreomycin**
NNRTI	WI von **Delavirdin**↓ bei gleichzeitiger Gabe von **Rifabutin** (Metabolismus über CYP3A4↑); Kombination wenn möglich vermeiden; Risiko UW/toxischer WI von **Rifabutin**↑ bei gleichzeitiger Gabe von **Nevirapin** (Metabolismus↓)
NSAID	Serumkonzentration von **PAS**↑ bei gleichzeitiger Gabe von Wirkstoffen, die hoch an Plasmaproteine gebunden sind (Verdrängung aus der PPB)
p-Aminobenzoesäure	Antagonisierung der antimykobakteriellen WI von **Dapson** (bevorzugte Aufnahme von PABA durch Bakterien und Störung der WI von Dapson)
Phenytoin	Serumkonzentration von **DPH**↑ bei gleichzeitiger Gabe von **PAS**; TDM empfohlen
Polymyxine	neuromuskuläre Blockade↑ bei gleichz. Gabe von **Capreomycin**; Komb. (auch sequentielle Gabe) möglichst meiden
Primaquin → S. 121	Risiko einer Methämoglobinämie↑ bei gleichzeitiger Gabe von **Primaquin/Dapson** (additiver Effekt); bei HIV-positiven Pat. beobachtet
Probenecid	Ausscheidung von **Dapson/PAS**↓ (UAW u. U.↑); Komb. vermeiden
Proteaseinhibitoren, antivirale	Risiko UW/toxischer WI von **Rifabutin**↑ bei gleichzeitiger Gabe von **Amprenavir/Indinavir/Nelfinavir/Ritonavir** (Metabolismus↓), DA von **Rifabutin** empfohlen; Serumkonz. von **Indinavir/Saquinavir**↓ (Metabolismus↑) bei gleichz. Gabe von **Rifabutin**; Komb. vermeiden
Pyrimethamin	Beeinflussung der Pharmakokinetik von **Dapson**, Bedeutung unbek.; Risiko hämatologischer UAW↑; Komb. möglichst vermeiden
Rifampicin → S. 92	biologische HWZ von **Dapson**↓ (Metabolismus↑); Absorption von **RMP**↓ bei gleichzeitiger Gabe von **PAS**, Komb. möglichst meiden, sonst zeitversetzte Einnahme (Intervall: 8 Stunden)

Trimethoprim[f] → S. 66	Methämoglobinämie-Risiko↑ bei gleichzeitiger Gabe von **Trimethoprim/Dapson** (vermutl. Metabolismus↓), MetHb-Bestimmung empfohlen; Serumkonzentration von **Trimethoprim**↑ (nach dem 7. Behandlungstag) bei gleichzeitiger Gabe von **Dapson**; Bedeutung unklar
Ursodeoxycholsäure	Einzelfallbericht: verminderte Wirksamkeit von Dapson bei Dermatitis herpetiformis bei gleichzeitiger Gabe der Gallensäure[g]

[a] Diese Interaktion kann theoretisch auch mit Ketoconazol auftreten. In jedem Fall sollte der Patient auf das Auftreten von Augenproblemen kontrolliert werden

[b] die Pufferung der Didanosinformulierungen hebt den Magen-pH an, während Dapson im sauren Milieu am besten absorbiert wird. Diese Interaktion scheint es bei Verwendung von Didanosin**kau**tabletten **nicht** zu geben

[c] Über diesen Weg entsteht das toxische Dapsonhydroxylamin, was im Wesentlichen für die MetHb-Bildung verantwortlich ist

[d] Nachweis erniedrigter Serumkonzentration sowohl von Ethinylestradiol als auch Norethindron bei gesunden Frauen

[e] Uveitis, Neuropenie, Symptomenkomplex mit Polyarthralgie und Arthritis, v.a. bei HIV-positiven Patienten beobachtet; theoretisch auch mit anderen Makroliden möglich (v.a. Erythromycin, Troleandomycin)

[f] bitte auch bei Gabe von Cotrimoxazol beachten

[g] durch Reexposition bestätigt

3 Virustatika

3.1 Herpes-Präparate

WMWM (Aciclovir): Hemmung der viralen DNA-Polymerase;
WM (Brivudin): Nukleosidanalogon, Replikationshemmung des Varizella-Zoster-Virus;
WM (Famciclovir): Hemmung der viralen DNA-Polymerase;
WM (Valaciclovir): bessere Resorption als Aciclovir
UW (Aciclovir): Nierenfunktionsstrg., Exanthem, BB-Veränderungen
UW (Brivudin): Übelkeit, Kopfschmerzen, Erbrechen, Diarrhoe, Schwindel, Pruritus
KI (Aciclovir): SS/SZ;
KI (Brivudin): bereits voll ausgeprägte Hautmanifestation, SS/SZ;
Ink (Brivudin): 5-Fluoropyrimidine (z.B. 5-FU)

Aciclovir Rp	HWZ 3 h, Qo 0.25, PPB 9–33%, PRC B, Lact ?
Acerpes Tbl. 800mg **Acic** Tbl. 200, 400, 800mg **Aciclostad** Tbl. 200, 400, 800mg **Aciclovir ratioph.** Tbl. 200, 400, 800mg; Inf.Lsg. 250, 500mg **Mapox** Tbl. 200, 400, 800mg **Supraviran** Inf.Lsg. 250mg **Virzin** Tbl. 200, 400, 800mg **Zovirax** Tbl. 200, 400, 800mg; Susp. 5ml = 200mg; Inf.Lsg. 250, 500mg	**Herpes zoster:** 5 x 800mg p.o.; 3 x 5mg/kg i.v. f. 5–7d; immunsuppr. Pat.: 3 x 10mg/kg i.v.; **Herpes genitalis:** 5 x 200mg p.o.; 3 x 5mg/kg i.v. f. 5d; **Herpes-Enzeph.:** 3 x 10mg/kg i.v. f. 10d; **Ki.: > 12 J.:** s. Erw.; **> 3 M.–12 J.:** 3 x 250–500mg/m² KOF i.v.; **DANI** GFR > 50: 100%; 25–50: Dos.Intervall 2 x i.v.; 10–25: Dosisintervall 1 x i.v.; < 10, HD: 50% 1 x i.v., n. Dialyse

Brivudin Rp	HWZ 16h, PPB >95%
Zostex Tbl. 125mg	**Herpes zoster** (immunkompetente Pat.): 1 x 125mg p.o. für 7d; **DANI** nicht erforderl.

Famciclovir Rp	HWZ 2.2h, Qo 0.14, PPB <20%, PRC B, Lact ?
Famvir Tbl. 125, 250mg	**Herpes genitalis:** Ersterkr.: 3 x 250mg p.o. f. 5d, immunsuppr. Pat.: 2 x 500mg; Früh- rez.: 2 x 125mg; **Herpes zoster:** 3 x 250mg für 7–10d; immunsuppr. Pat., Z. ophthalm.: 3 x 500mg; **DANI** GFR > 40: 100%, 10–39: max. 1 x 500mg

Valaciclovir Rp	HWZ 3 h, Qo 0.25
Valtrex Tbl. 500mg	**Herpes zoster:** 3 x 1g p.o. f. 7d; **Herpes genitalis:** 2 x 500mg p.o. für 10d; **DANI** GFR 15–30: max. 2 x 1g; < 15, HD: max. 1 x 1g n. Dialyse

Wechselwirkungen	
Adriamycin	additive Toxizität bei gleichzeitiger Gabe von Ganciclovir
Amphotericin B → S.116	
Arzneimittel, nephrotoxische	gegenseitige Verstärkung nephrotoxischer Effekte
Azidothymidin	additive WI (Anti-HIV-WI); gegenseitige Verstärkung der ZNS-UAW/ Neutropenie
Betalactam-Antibiotika	Auftreten von Krampfanfällen bei hochdosierter Gabe der Betalactame und gleichzeitiger Anwendung von Ganciclovir
Cotrimoxazol → S.67	additive Toxizität bei gleichzeitiger Gabe von Ganciclovir
Dapson	
Didanosin	AUC von Didanosin bei gleichzeitiger Gabe von Ganciclovir ↑; evtl. toxische Didanosineffekte ↑
Flucytosin→ S.116	additive Toxizität bei gleichzeitiger Gabe von Ganciclovir
Imipenem → S.73	Auftreten von Krampfanfällen bei gleichzeitiger Anwendung mit Ganciclovir
Pentamidin	additive Toxizität bei gleichzeitiger Gabe von Ganciclovir
Probenecid	renale Elimination der Guanosinantimetabolilten ↓
Vincaalkaloide	additive Toxizität bei gleichzeitiger Gabe von Ganciclovir
Zidovudin → S.110	= Azidothymidin, s. oben
Zytostatika	additive Toxizität bei gleichzeitiger Gabe von Ganciclovir

3.2 CMV-Präparate

WM (Cidofovir): Nukleosidanalogon, Hemm. der DNS-Polymerase;
WM (Foscarnet): Hemmung viraler Polymerasen;
WM (Ganciclovir): Nukleosidanalogon, Hemmung der DNA-Synthese;
WM (Valganciclovir): Prodrug v. Ganciclovir;
WM (Zanamivir): Hemmung der viralen Neuraminidase, Hemmung der Freisetzung neu gebildeter Influenza-A u. B-Viren
UW (Cidofovir): Proteinurie, Kreatinin ↑, Neutropenie, Fieber, Dyspnoe, Übelkeit, Diarrhoe, Alopezie, Hautausschlag;
UW (Ganciclovir): Neutropenie, Thrombopenie, Fieber, Kopfschmerzen, Nausea;
KI (Aciclovir): SS/SZ;
KI (Cidofovir): Krea > 1.5mg/dl bzw. Krea-Clearance < 55ml/min, Proteinurie > 100mg/dl, SS/SZ;KI (Ganciclovir): schwere Leuko- bzw. Thrombopenie, SS/SZ, Kinder < 18J.;
Ink (Foscarnet): Aminoglykoside, Ciclosporin, Radiokontrastmittel, Pentamidin;
Ink (Ganciclovir): Imipenem, Zidovudin

Cidofovir Rp	HWZ 2.2h, Qo 0.13, PPB bis 10%, PRC C, Lact ?
Vistide *Inf.Lsg. 375mg*	**CMV-Retinitis:** 5mg/kg i.v. d 1 u. 8, dann alle 14d; **DANI** KI

Foscarnet Rp	HWZ 3–6h, Qo 0.1, PPB <20%, PRC C, Lact ?
Foscavir *Inf.Lsg. 6g*	**CMV-Infektion:** W. 1–3: 3 x 60mg/kg i.v., dann: 1 x 90–120mg/kg; **Herpesinfektion** (Aciclovir-resist.): 3 x 40mg/kg i.v.; **DANI** s. Fachinfo

Ganciclovir Rp	HWZ 2.5–5h, Qo 0.05, PPB 2%, PRC C, Lact ?
Cymeven *Inf.Lsg. 500mg*	**CMV-Retinitis:** W. 1–2: 2 x 5mg/kg i.v., dann 1 x 5mg/kg i.v.; **DANI** GFR 50–69: 2 x 2.5mg/kg i.v.; 25–49: 1 x 2.5mg/kg; 10–24: 1 x 1.25mg/kg; < 10: 1.25mg 3 x/W.

Valganciclovir Rp	HWZ 3h
Valcyte *Tbl. 450mg*	**CMV-Retinitis:** 2 x 900mg p.o. f. 21d; **DANI** GFR < 60: ini 2 x 900mg, dann 1 x 900mg; 40–59: ini 2 x 450mg, dann 1 x 450mg; 25–39: ini 1 x 450mg, dann 450mg alle 2d; 10–24: ini 450mg alle 2d, dann 450mg 2x/W.; < 10, HD: KI

3.3 Sonstige

WM (Amantadin): verhindert Uncoating und Reifung v. Influenza-Viren;
WM (Ribavirin): Guanosinanalogon, Hemmung der RNA-Polymerase;
WM (Oseltamivir, Zanamivir): Hemmung der viralen Neuraminidase, Hemmung der Freisetzung neu gebildeter Influenza-A u. B-Viren;
UW (Amantadin): Schlafstrg., motor. u. psych. Unruhe, Ataxie, Angstzustände, Livedo reticularis, Gedächtnis- u. Konzentrationsstrg.;
KI (Amantadin): HF↓, Hypokaliämie, Hypomagnesiämie, long-QT-Syndrom;
Ink (Amantadin): Klasse IA u. III-Antiarrh. sowie zahlreiche andere Wirkstoffe (s. FachInfo)!
Ink (Ribavirin): Zidovudin

Amantadin Rp	HWZ 10–14h, Qo 0.1, keine PPB, PRC C, Lact -
Amantadin Hexal *Tbl. 100, 200mg* **Amantadin ratioph.** *Tbl. 100mg* **Infectoflu** *Saft (5ml = 50mg)*	**Influenza-A Virusgrippe:** 2 x 100mg p.o. f. 10d; > 65J.: 1 x 100mg; **Ki. 5–9J.:** 1 x 100mg; > 10J. 2 x 100mg; **DANI** GFR 50–60: 1 x 150mg; 30–49: 1 x 100mg; 20–29: 200mg 2x/W.; 10–19: 100mg 3x/W.; < 10, HD: 100mg 1 x/W.

Oseltamivir Rp	HWZ 6–10h, Qo 0.01, PPB 3%
Tamiflu *Trockensaft(1ml = 12mg); Kps. 75mg*	**Influenza:** Th: 2 x 75mg p.o. f. 5d; Pro.: 1 x 75mg f. 7d; **Ki.**>1J., Th: <15kg: 2 x 30mg; 15–23kg: 2 x 45mg; 23–40kg: 2 x 60mg; >40kg: 2 x 75mg; **DANI** GFR >30: 1 x 75mg; 10–30: 75mg alle 2d oder tgl. 30mg; <10, Dialyse: nicht empfohlen

Ribavirin Rp	HWZ 9.5h (Inhal.), 79h (p.o.), Qo 0.6, PRC X, Lact ?
Copegus *Tbl. 200, 400mg* **Rebetol** *Kps. 200mg; Saft (5ml = 200mg)* **Virazole** *Inhal.Lsg. 6g*	**Chron. Hepatitis C** (in Komb. m. Interferon): bis 75kg: 400–0–600mg p.o.; > 75kg: 2 x 600mg; **DANI** GFR < 50: KI; **Respiratory Syncytial Virus-Inf.:** kontin. Inhal. f. 3–7d

Zanamivir Rp	HWZ 1.6–5.1h, PRC B, Lact ?
Relenza *Diskhaler, Einzeldosis = 5mg*	**Influenza A, B:** 2 x 10mg inhalieren f. 5d; **DANI** nicht erforderl.

3.4 NRTI: Nukleosidische u. nukleotidische Reverse-Transkriptase-Inhibitoren

WM/Ind (Nukleosidanaloga): Block. d. Umwandl. von RNA in DNA durch chem. verändertes Nukleosid; **UW** (Abacavir): Übelkeit, Müdigkeit, Fieber, Kopfschmerzen, Diarrhoe, Anorexie; **UW** (Adefovir): Asthenie, Bauch-/Kopfschmerzen, Übelkeit, Diarrhoe, Krea-↑ **UW** (Entecavir): Kopfschmerzen, Erschöpfung, Schwindel Übelkeit, Erbrechen, Diarrhoe **UW** (Didanosin, Stavudin): Polyneuropathie, Pankreatitis, Diarrhoe, Exanthem **UW** (Emtricitabin): Kopfschmerzen, Übelkeit, Diarrhoe, Ck↑, Exanthem **UW** (Lamivudin): Kopfschmerzen, Übelkeit, Pankreatitis; **UW**(Tenofovir): Diarrhoe, Übelkeit, Erbrechen, Hypophosphatämie, Flatulenz; **UW** (Zidovudin): Anämie, Leuko↓, Myopathie, Übelkeit, Kopfschmerzen; **KI** (Abacavir): schwere Leberfunktionsstrg., SS/SZ **KI** (Adefovir): bek. Überempfindlichk.; **KI** (Didanosin): akute Pankreatitis, SS/SZ **KI** (Entecavir, Emtricitabin): bek. Überempfindl.; **KI** (Lamivudin, Stavudin): SS/S **KI** (Tenofovir): schwere Nierenfunktionsstrg.; **KI** (Zidovudin): Leuko↓ < 750/µl, Hb< 7.5g/dl, SS/SZ; **Ink** (Didanosin): Cotrimoxazol, Fluorochinolone, Kortikosteroide, Pentamidin, Rifampicin; **Ink** (Zidovudin): Ribavirin

Abacavir (ABC) Rp	HWZ 1–2h, Qo 0.95, PPB 50%, PRC C, Lact -
Ziagen *Tbl. 300mg; Saft (1ml = 20mg)*	**HIV-Inf.:** 2 x 300mg p.o.; **Ki. 3 M.–12 J.:** 2x 8mg/kg, max.600mg/d; **DANI** nicht erford.

Abacavir + Lamivudin Rp	PRC C, Lact -
Kivexa *Tbl. 600+300mg*	**HIV-Inf.:** 1 x 600 + 300mg p.o.; **DANI** GFR < 50: Anw. nicht empf.

Adefovir Rp	HWZ 1–2 h, PPB <4%, PRC C, Lact -
Hepsera *Tbl. 10mg*	**Chron. Hepatitis B:** 1 x 10mg p.o.; **DANI** GFR > 50: 100%; 20–49: 10mg alle 48h; 10–19: 10mg alle 72h; HD: 10mg alle 7d
Didanosin (DDI) Rp	HWZ 1.3–1.5 h, Qo 0.5, PPB <5%, PRC B, Lact ?
Videx *Kps. 125, 200, 250, 400mg; Trockensaft (10ml = 200mg)*	**HIV-Inf.:** < 60kg: 250mg/d p.o.; > 60kg: 400mg/d in 1–2 Einzeldos.; **Ki.** > 3M.: 240mg/m² KOF p.o. in 1–2 Einzeldosen, 180mg/m² b. Komb. m. Zidovudin; **DANI** GFR > 60: 100%; 30–59: 150mg/d; < 60kg > 200mg/d; 10–29: 100mg/d; < 60kg > 150mg/d; < 10: 75mg/d < 60kg >100mg/d
Emtricitabin (FTC) Rp	HWZ 10h, PPB <4%, PRC B, Lact ?
Emtriva *Kps. 200mg; Saft (1ml = 10mg)*	**HIV-Inf.:** 1 x 200mg p.o.; **Ki.** > 33kg: s. Erw.; **DANI** GFR > 50: 100%; 30–49: 200mg alle 48h; 15–29: 200mg alle 72h; < 15, HD: 200mg alle 96h
Emtricitabin + Tenofovir Rp	PRC B, Lact -
Truvada *Kps. 200+136mg*	**HIV-Inf.:** 1 x 200 + 136mg p.o.; **DANI** GFR >50: 100%; 30–49: 1 Kps. alle 48h; <30, HD: Anw. nicht empfohlen
Entecavir Rp	HWZ 128–149h, PPB 13%, PRC C, Lact-
Baraclude *Tbl. 0.5, 1mg; Saft (1ml = 0.05mg)*	Chron. Hepatitis B: nukleosid-naive Pat./ Lamivudin-refraktäre Pat.: 1 x 0.5/1mg p.o.; DANI GFR 30–49: 0.25/0.5mg/d; 10–29: 0.15/ 0.3mg/d; <10, HD: 0.05/0.1mg/d; DALI nicht erforderl.
Lamivudin (3TC) Rp	HWZ 3–7h, Qo 0.03, PPB 16–36%, PRC C, Lact?
Epivir *Tbl. 150, 300mg; Saft (1ml = 10mg)* **Zeffix** *Tbl. 100mg; Saft (1ml = 5mg)*	**HIV-Inf.:** 300mg/d p.o. in 1–2 Einzeldosen; **Ki.** > 3M.: 2 x 4mg/kg; **DANI** GFR > 50: 100%; 30–50: 1 x 150mg; 15–29: 1 x 100mg; 5–14: 1 x 50mg; < 5: 1 x 25mg; **chron. Hepatitis B:** 1 x 100mg p.o.; **DANI** GFR 30–49: ini 100mg, dann 50mg/d; 15–29: ini 100mg, dann 25mg/d; 5–14: ini 35mg, dann 15mg/d; < 5: ini 35mg, dann 10mg/d
Lamivudin + Zidovudin (CBV) Rp	PRC C, Lact ?
Combivir *Tbl. 150+300mg*	**HIV-Inf.:** 2 x 1 Tbl. p.o.; **DANI** GFR < 50: Monopräparate empfohlen

Lamivudin + Zidovudin + Abacavir Rp	PRC C, Lact –
Trizivir Tbl. 150+300+300mg	**HIV-Inf.:** 2 x 1 Tbl. p.o.; **DANI** GFR < 50: Monopräparate empfohlen

Stavudin (D4T) Rp	HWZ 1–1.5h, Qo 0.6, PPB unerheblich, PRC C, Lact ?
Zerit Kps. 15, 20, 30, 40mg; Trockensaft (1ml = 1mg)	**HIV-Inf.:** < 60kg: 2 x 30mg p.o.; > **60kg:** 2 x 40mg; **Ki.** > **3M.**, <30kg: 2 x 1mg/kg; > 30kg: s. Erw.; **DANI** GFR 26-50: 2 x 15–20mg; < 26, HD: 1 x 15–20mg

Tenofovir (TDF) Rp	HWZ 12–18h, PPB <0.7%
Viread Tbl. 245mg	**HIV-Inf.:** 1 x 245mg p.o.; **DANI** GFR 30-49: 245mg alle 48h; 10-29: 245mg alle 72-96h; HD: 1 x 245mg/W.

Zidovudin (AZT) Rp	HWZ 1 h, Qo 0.85, PPB 35%, PRC C, Lact ?
Retrovir Kps. 100, 250mg; Tbl. 300mg; Saft (5ml = 50mg); Inf.Lsg. 200mg	**HIV-Inf.:** 500–600mg/d p.o. in 2–3 Einzeldosen; 6 x 1–2mg/kg i.v.; **Ki. 3M.–12J.:** 360–480mg/m² KOF p.o. in 3–4 Einzeldosen; 4 x 80–160mg/m² KOF i.v.; **DANI** GFR < 10: 300–400mg/d p.o.; 3–4 x 1mg/kg i.v.

3.5 NNRTI: Non-nukleotidische Reverse-Transkriptase-Inhibitoren

WM/Ind (Efavirenz, Nevirapin): direkte Bindung an Reverse Transkriptase ⇒ Blockade der DNA-Polymerase von HIV-1; **UW** (Efavirenz): Schwindel, Benommenheit, Konzentrationsstrg., Schlaflosigkeit, Exanthem, Leberenzyme ↑
UW (Nevirapin): Hautausschlag, Übelkeit, Fieber, Kopfschmerzen, Leberwerte ↑
KI (Efavirenz): SS/SZ, Kinder < 3 J; **KI** (Nevirapin): SS/SZ
Ink (Efavirenz): Midazolam, Triazolam, Terfenadin, Ergotaminderivate

Efavirenz (EFV) Rp	HWZ 40–55h, Qo >0.9, PPB 99%, PRC C, Lact –
Sustiva Kps. 50, 100, 200mg; Tbl. 600mg; Saft (1ml = 30mg)	**HIV-Inf.:** 1 x 600mg p.o.; **Ki. 3–17J.:** < 15kg: 200mg; **15–19kg:** 250mg; **20–24kg:** 300mg; **25–32kg:** 350mg; **32.5–39kg:** 400mg; > **40kg:** 600mg; **DANI** nicht erforderl.

Nevirapin (NVP) Rp	HWZ 22–84h, Qo 0.95, PPB 60%, PRC C, Lact ?
Viramune Tbl. 200mg; Saft (5ml = 50mg)	**HIV-Inf.:** 1 x 200mg p.o., n. 14d 2 x 200mg; **Ki. 2M.–8J.:** 1 x 4mg/kg p.o., nach 14d 2 x 7mg/kg; **8–16J.:** 1 x 4mg/kg, nach 14d 2 x 4mg/kg

3.6 Proteaseinhibitoren (PI)

WM/Ind (PI): spezif. Hemmung der HIV-Protease ⇒ Produktion wichtiger Virusproteine↓ (z.B. reverse Transkriptase)

UW (Amprenavir): GI-Symptome, Hautausschläge, periorale Paraesthesien;
UW (Atazanavir): Ikterus, Lipodystrophie, Kopfschmerzen, Schlaflosigkeit, Sklerenikterus, Bauchschmerzen, Diarrhoe, Dyspepsie, Übelkeit, Erbrechen, Ausschlag, Asthenie;
UW (Darunavir): Übelkeit, Erbrechen, Kopfschmerzen, Bauchschmerzen, Dyspepsie, Hypertriglyceridämie, Schlaflosigkeit, Anorexie
UW (Fosamprenavir): Diarrhoe, Triglyzeride↑, Kopfschmerzen, Schwindel, weiche Stühle, Übelkeit, Erbrechen, Unterleibsschmerzen, Müdigkeit, erythematöse/makulopapuläre Hauteruptionen, Transaminasen↑, Lipase↑
UW (Indinavir, Ritonavir): Übelkeit, Kopfschmerzen, Diarrhoe, Müdigkeit, Exanthem
UW (Nelvinavir, Saquinavir): Diarrhoe, Übelkeit, Exanthem
UW (Tipranavir): Hautausschlag, Pruritus, Photosensibilität, Lebertoxizität, Hypertriglyceridämie, Anorexie, Kopfschmerzen, Diarrhoe, Übelkeit, Erbrechen, Flatulenz, Bauchschmerzen, Dyspepsie; Erschöpfung
KI (Amprenavir): Kinder < 4 J., Leber- u. Nierenversagen, SS; **KI** (Atazanavir): bek. Überempf, mäßige bis schwere Leberinsuff.; **KI** (Darunavir): bek. Überempf, schwere Leberfunktions-störung Child C; **KI** (Fosamprenavir): bek. Überempfindlichkeit, schwere Leberinsuffizienz
KI (Indinavir): SS/SZ; **KI** (Nelvinavir): SS/SZ
KI (Ritonavir): schwere Leberinsuff., Cave in SS/SZ
KI (Saquinavir): SS/SZ; **KI** (Tipranavir): bek. Überempf, Leberinsuffizienz (Child B-C)
Ink (Amprenavir): Disulfiram, Metronidazol; **Ink** (Atazanavir): Rifampicin, Johanniskraut, CYP3A4-Substrate wie Terfenadin, Pimozid, Chinidin, Mutterkorn-Alkaloide
Ink (Darunavir): Rifampicin, Johanniskraut, CYP3A4-Substrate wie Terfenadin, Pimozid, Chinidin, Lidocain, Triazolam, Midazolam, Mutterkorn-Alkaloide, Simvastatin, Lovastatin
Ink (Fosamprenavir): Rifampicin, Johanniskrautpräparate, Propafenon, Flecainid, CYP3A4-Substrate wie Terfenadin, Pimozid, Chinidin, Mutterkorn-Alkaloide
Ink (Indinavir): Benzodiazepine, Amiodaron, Rifabutin, Rifampicin
Ink (Nelvinavir): Rifabutin, Rifampicin, Terfenadin
Ink (Ritonavir): Amiodaron, Benzodiazepine, Chinin, Flecainid, Propafenon, Rifabutin, Rifampicin, Zolpidem
Ink (Saquinavir): Benzodiazepine, Grapefruitsaft, Rifampicin
Ink (Tipranavir): Rifampicin, Johanniskraut, Amiodaron, Chinidin, Ergotaminderivate, Terfenadin, Pimozid, Sertindol, Triazolam, Simvastatin, Lovastatin, Flecainid, Propafenon

Amprenavir (APV) Rp	HWZ 7–10h, PPB 90%, PRC C, Lact -
Agenerase Kps. 50mg; Saft (15mg/ml)	**HIV-Inf.:** Tbl.: 2 x 1200mg p.o., b. Komb. mit Ritonavir 2 x 600mg; Saft: 3 x 17mg/kg p.o.; **Ki. 4–12J., Pat.** < 50kg: Tbl.: 2 x 20mg/kg, max. 2.4g/d; Saft: 3 x 17mg/kg, max. 2.8g/d; **DANI** nicht erforderl.

Atazanavir (AZV) Rp	HWZ 8,6h, PPB 86%, PRC B, Lact -
Reyataz *Kps. 150, 200mg*	**HIV-Inf.:** 1 x 300mg p.o., Komb. m. 1 x 100mg Ritonavir; **DANI** nicht erforderl.

Darunavir Rp	HWZ 15h, PPB 95%, PRC B, Lact -
Prezista *Tbl. 300mg*	**HIV-Inf.:** 2 x 600mg p.o., Komb. m. 2 x 100mg Ritonavir; DANI nicht erforderl.; **DALI** Child C: KI

Fosamprenavir (FPV) Rp	HWZ 15–23h (b. Komb. m. RTV), PPB 90%, PRC C, Lact -
Telzir *Tbl. 700mg; Susp. (5ml = 250mg)*	**HIV-Inf.:** 2 x 700mg p.o., Komb. m. 2 x 100mg Ritonavir; **DANI:** nicht erforderl.

Indinavir (IDV) Rp	HWZ 1.5–2h, Qo 0.8, PPB 40%, PRC C, Lact -
Crixivan *Kps. 200, 400mg*	**HIV-Inf.:** 3 x 800mg p.o.; **Ki. 4–17J.:** 3 x 500mg/m^2 KOF

Lopinavir + Ritonavir Rp	
Kaletra *Tbl. 200+50mg; Kps. 133+33mg; Saft (5ml = 400+100mg)*	**HIV-Inf.:** 2 x 3 Kps. p.o.; 2 x 5ml p.o.; **Ki. > 2J.:** 2 x 230 + 57mg/m^2 KOF; **DANI** nicht erforderl.

Nelfinavir (NFV) Rp	HWZ 3.5–5h, Qo 1.0, PRC B, Lact ?
Viracept *Tbl. 250mg; Pulver (1g = 50mg)*	**HIV-Inf.:** 3 x 750mg p.o.; **Ki. 3–13J.:** 3 x 25–30mg/kg

Ritonavir (RTV) Rp	HWZ 3–3.5h, Qo 0.7, PPB 99%, PRC B, Lact ?
Norvir *Kps. 100mg; Saft (7.5ml = 600mg)*	**HIV-Inf.:** 2 x 600mg p.o.; **Ki. > 2J.:** 2 x 250–350mg/m^2 KOF

Saquinavir (SQV) Rp	HWZ 13 h, Qo >0.95, PPB 97%, PRC B Lact ?
Invirase *Kps. 200mg; Tbl. 500mg*	**HIV-Inf.:** 2 x 1g p.o., Komb. mit 2 x 100mg Ritonavir; **DANI** nicht erforderl.

Tipranavir (TPV) Rp	HWZ 5–6h, PPB 99%, PRC C Lact -
Aptivus *Kps. 250mg*	**HIV-Inf.:** 2 x 500mg p.o., Komb. mit Ritonavir 2 x 200mg; **DANI** nicht erforderl.

3.7 Fusionsinhibitoren

WM/WI (Enfuvirtid): Hemmung viraler u. zellulärer Membranen-Fusion ⇒ Hemmung des Eintritts von HIV-1 in menschl. Zellen; **UW** (Enfuvirtid): Diarrhoe, Übelkeit, Müdigkeit, Pneumonie, Pankreatitis, Hautreaktion Einstichstelle; **KI** (Enfuvirtid): bek. Überempf.

Enfuvirtid (T20) Rp	HWZ 3.8h, PPB 92%, PRC B, Lact -
Fuzeon *Inj.Lsg. 90mg/1ml*	**HIV-1-Inf.:** 2 x 90mg s.c.; Ki. 6–16J.: 2 x 6mg/kg s.c., max. 2 x 90mg

4 Antimykotika

4.1 Azole

WI/WI: fungistatische bis fungizide WI durch Hemmung der Ergosterinsynthese der Pilze (Hemmung der 14-α-Demethylase)
empf. (Fluconazol): Candida-Arten (außer C. krusei, C. glabrata), Cryptococcus, Histoplasma, Trichosporon, Dermatophyten, Blastomyces; keine Aktivität geg. Schimmelpilze
empf. (Posaconazol): Aspergillus spezies, Coccidioides immitis, Fonsecaea pedrosoi, Fusarium spezies; **UW** (Fluconazol): Nausea, Bauchschmerzen, Diarrhoe, Exantheme, Kopfschmerzen, periphere Neuropathie, Veränderung von Leberfunktionswerten;
UW (Itraconazol): Bauchschmerzen, Übelkeit, Dyspepsie;
UW (Posaconazol): Neutropenie, Anorexie, Schlaflosigkeit, Schwindel, Kopfschmerzen, Parästhesien, Somnolenz, Hitzewallungen, Bauchschmerzen, Diarrhoe, Übelkeit, Erbrechen, Exanthem, Pruritus, Rückenschmerzen, Asthenie, Müdigkeit, Fieber;
UW (Voriconazol): Fieber, Kopf-, Bauchschmerzen, Hypotonie, Thrombophlebitis, Übelkeit, Erbrechen, Durchfall, Panzytopenie, Ödeme, Exanthem, Sehstrg., akutes Nierenversagen;
KI (Fluconazol): schwere Leberfunktionsstrg., SS/SZ; Anw.Beschr. bei Kindern;
KI (Itraconazol): Niereninsuff. GFR <30, SS/SZ; **KI** (Posaconazol): bek. Überempf.;
Ink: Carbamazepin, CSE-Hemmer, Grapefruitsaft, Phenobarbital, Primidon, Rifabutin, Rifampicin, Terfenadin; **Ink** (Itraconazol): Chinidin, Dofetilid, orales Midazolam, Mizolastin, Triazolam, Phenytoin, Pimozid, Protonenpumpenblocker; **Ink** (Ketoconazol): Methylprednisolon, H2-Blocker, Phenytoin, Protonenpumpenblocker; **Ink** (Posaconazol): Mutterkornalkaloide, Pimozid, Chinidin, **Ink** (Voriconazol): Barbiturate, Chinin, Pimozid

Fluconazol Rp	HWZ 30h, Qo 0.2, PPB 11%, PRC C, Lact -
Diflucan *Kps. 50, 100, 200mg; Saft (10ml = 50mg); Trockensaft (5ml = 50mg); Inf.Lsg. 100, 200, 400mg* **Fluconazol Deltaselect** *Inf. Lsg. 100mg/50ml, 200mg/100ml, 400mg/200ml* **Fluconazol Hexal** *Kps. 50, 100, 150, 200mg* **Flucobeta** *Kps. 50, 100, 150, 200mg* **Fluconazol ratioph.** *Kps. 50, 100, 150, 200mg; Inf. Lsg. 100mg/50ml, 200mg/100ml, 400mg/200ml* **Flunazul** *Kps. 50, 100, 150, 200mg* **Fungata** *Kps. 150mg*	**Schleimhautcandidosen:** 1 x 50–100mg p.o.; **Ki. > 1J.:** 1 x 1–2mg/kg p.o.; **Systemcandidosen, Kryptokokkenmeningitis:** d1: 1 x 400mg, dann 1 x 200–400mg p.o/i.v., max. 800mg/d; **Ki. > 1J.:** 1 x 3–6mg/kg p.o./i.v.; **DANI** GFR: > 50: 100%; 11–50: 50%; HD: 100% n. jd. Dialyse
Itraconazol Rp	HWZ 24–36h, Qo 1.0, PPB >95%, PRC C, Lact ?
Itracol *Kps. 100mg* **Itraconazol ratioph.** *Kps. 100mg* **Sempera** *Kps. 100mg; Saft (1ml = 10mg);* **Siros** *Kps. 100mg*	**Dermatomykosen, Systemmykosen, Aspergillose:** 1–2 x 100–200mg p.o.; **DANI** GFR <30: KI

Ketoconazol Rp	HWZ 8h, Q0 1.0, PPB 85–100%, PRC C, Lact ?
Nizoral *Tbl. 200mg*	**Dermatomykosen, Systemmykosen:** 1 x 200mg p.o.; **Ki.** > **2J.:** 1 x 2.5–5mg/kg

Posaconazol Rp	HWZ 35h, PPB 98%
Noxafil *Saft (5ml = 200mg)*	**Aspergillose, Fusariose, Myzetom, Chromoblastom-, Kokzidioidomykose:** 2 x 400mg p.o., bei Pat. ohne enterale Ernährung 4 x 200mg; **DANI** nicht erforderl.

Voriconazol Rp	HWZ 6h, PPB ca. 58%, PRC D, Lact –
VFEND *Tbl. 50, 200mg; Trockensaft (1ml = 40mg); Inf.Lsg. 200mg*	**Invasive Aspergillose, schwere Candida-Inf.** (Fluconazol-resistent)**, Pilzinf.** (Scedosporium, Fusarium spp.): d1: 2 x 6mg/kg i.v.; 2 x 400mg p.o.; ab d2: 2 x 4mg/kg i.v.; 2 x 200mg p.o.; Pat. < 40kg: d1: 2 x 200mg p.o., ab d2: 2 x 100mg; **Ki. 2–12J.:** d1 2 x 6mg/kg i.v./p.o., ab d2 2 x 4mg/kg; **DANI** möglichst orale Anw.

Wechselwirkungen

Prinzipiell sind WW mit allen AM denkbar, die über CYP3A verstoffwechselt werden, da Azol-Antimykotika (insbes. Keto- und Itraconazol) diese Zytochrom-P450-Enzyme hemmen.

Alkohol	Alkoholunverträglichkeit im Sinne einer Antabus-Reaktion bei gleichzeitiger Gabe von Ketoconazol
Amphotericin B (AmB) → S.116	Antagonisierung der WI von AmB bei gleichzeitiger Gabe von Miconazol
Antazida	Absorption von Azolen↓ wegen Erhöhung des Magen-pH; v.a. bei Ketoconazol und Itraconazol
Anticholinergika	Absorption der Azole↓ wegen Erhöhung des Magen-pH
Antidiabetika, orale	antidiabetische WI von Sulfonylharnstoffen ↑ bei gleichzeitiger Gabe von v.a. Fluconazol (wegen gehemmter hepat. Elimination)
Antikoagulanzien, orale	Gerinnungshemmung ↑ durch Hemmung der hepatischen Elimination und Verdrängung aus der PPB
Antihistaminika, 2. Generation	Arrhythmierisiko ↑ bei Kombination mit Ketoconazol und Itraconazol wegen Hemmung von CYP3A4
Azidothymidin	Serumkonzentration von AZT↑ bei gleichzeitiger Gabe von Fluconazol; Risiko von UAW↑
Benzodiazepine	WI der Benzodiazepine nach oraler Gabe ↑ bei gleichzeitiger Gabe von Ketoconazol und Itraconazol wegen Hemmung von CYP3A
Busulfan	UAW von Busulfan ↑ bei gleichzeitiger Anwendung von Azolen

Calciumantagonisten (Dihydropyridin)	eventuell UAW der CaA ↑ bei gleichzeitiger Gabe von Itraconazol
Celecoxib	Serumkonzentration v. Celecoxib ↑ bei gleichz. Gabe mit Fluconazol
Chinidin	eventuell UAW von Chinidin ↑ bei gleichz. Gabe von Itraconazol
Cisaprid	Arrhythmierisiko ↑, da hepatische Elimination von Cisaprid ↓
Clomethiazol	Gefahr psychotischer Zustände bei Kombination mit Azolderivaten
Cyclosporin	Nephrotoxizität durch gehemmten oxidativen Abbau ↑ bei gleichzeitiger Gabe von Ketoconazol
Digoxin	WI von Digoxin ↑ bei gleichzeitiger Gabe von Itraconazol; Mechanismus ungeklärt
Enzyminduktoren	Elimination der Azole ↗
Glucocorticoide	Hormonwirkung ↑ bei gleichzeitiger Gabe von Ketoconazol
H_2-Rezeptoren-blocker	Absorption von Azolen ↓, da Magen-pH ↑; v. a. Ketoconazol und Itraconazol
HMG-CoA-Reduktasehemmer	antilipämische WI ↑ wegen ↓ Abbau bei gleichzeitiger Gabe von Itraconazol; Myopathierisiko ↑
Hydrochlorothiazid	Serumkonzentration von Fluconazol ↑ bei gleichzeitiger wiederholter Gabe des Diuretikums
Isoniazid	antimykotische WI der Azole ↓; v.a. Ketoconazol
Phenytoin	Elimination von DPH ↓; TDM, DA; Elimination von Itraconazol ↗
Phenobarbital	WI des Barbiturats ↑ bei gleichzeitiger Anwendung von Azolen
Protonen-pumpenblocker	Absorption von Azolen ↓, da Magen-pH ↑; v. a. Ketoconazol und Itraconazol
Rifampicin	antimykotische WI der Azole ↓; v. a. Ketoconazol
Sucralfat	Absorp. von Azolen ↓, da Magen-pH ↑; v. a. Ketoconazol und Itraconazol
Tacrolimus	Plasmaspiegel von Tacrolimus ↑, dadurch v. a. UAW ↑ (durch Hemmung der hepatischen Elimination)
Terfenadin	Arrhythmierisiko ↑ bei Kombination mit Ketoconazol/Itraconazol (CYP3A4 ↓)
Theophyllin	Hemmung des Theophyllinabbaus möglich; TDM, DA
Vincaalkaloide	WI der Alkaloide ↑ bei Komb. mit Itraconazol; Abbau ↓
Zidovudin	= Azidothymidin, s. oben

4.2 Sonstige Antimykotika

WM/WI: fungistatisch, fungizid, durch hydrophobe Anlagerung an das Ergosterin der Pilzzellwände (Auflockerung der Phospholipidstrukturen der Membranen, evtl. Bildung zusätzlicher Membranporen; ↑ Efflux von Elektrolyten und anderen zytoplasmatischen Stoffen; **empf.** (Amphotericin B): Candida-Arten, Aspergillus, Histoplasma, Sporothrix, Blastomyces, Cryptococcus, Coccidioides; **empf.** (Caspofungin): Aspergillus; **empf.** (Flucytosin): Candida, Cryptococcus, Aspergillus; **empf.** (Nystatin): Candida, Blastomyces, Coccidioides, Histoplasma, Aspergillus; **UW** (Amphotericin B): Fieber, Schüttelfrost, Nausea, Erbrechen, Diarrhoe, generalisierte Schmerzzustände, Anämie, Nierenfunktionsstrg., Hypokaliämie; **UW** (Caspofungin): Fieber, lokale Phlebitis, Übelkeit, Erbrechen, Flush, Exanthem, Kopfschmerzen, Anämie, Thrombopenie, Leukopenie, Leberenzyme↑; **UW** (Flucytosin): BB-Veränderungen, Leberenzyme↑, Schwindel; **UW** (Nystatin): bei hoher Dosis Brechreiz; **KI** (Amphotericin B): schwere Leber-, Nierenfunktionsstörung; Cave in SS/SZ; **KI** (Caspofungin): bek. Überempfindlichkeit; **KI** (Flucytosin): SS, Anwendungsbeschränkung b. Niereninsuffizienz, Leberschädigung, KM-Depression; **KI** (Nystatin): keine; **Ink** (Amphotericin B): Aminoglykoside, Ciclosporin

Amphotericin B Rp	HWZ 24h (15d), Q₀ 0.95, PPB 90–95%, PRC B Lact ?
Ampho-Moronal *Tbl. 100mg; Lutschtbl. 10mg; Susp. (1ml = 100mg)* **Amphotericin B** *Inf.Lsg. 50mg*	**Soor:** Susp.: 4 × 100mg p.o.; Lutschtbl.: 4 × 10mg p.o.; **generalisierte Mykosen:** ini 0.1mg/kg i.v., dann: 1 × 0.5–0.7mg/kg i.v., max. 1mg/kg; **Ki.** 1–2g/d, max. 0.25mg/kg/d i.v.; **DANI** nicht erforderl.

Amphotericin B liposomal Rp	HWZ 7–153h, Q₀ 0.95, PRC B Lact ?
AmBisome *Inf.Lsg. 50mg*	**Schwere syst. Mykosen:** ini 1 × 1mg/kg i.v., steigern bis 3mg/kg; **Ki.** s. Erw.; **DANI** nicht erforderl.

Caspofungin Rp	HWZ 9–11h, PPB 93–96%, PRC C, Lact ?
Cancidas *Inf.Lsg. 50, 70mg*	**Invasive Aspergillose/Candidiasis:** d1 1 × 70mg i.v., dann 1 × 50mg, > 80kg 1 × 70mg; **DANI** nicht erforderl.

Flucytosin Rp	HWZ 3–8h, Q₀ 0.03, PPB 5%, PRC C, Lact ?
Ancotil *Inf.Lsg. 2.5g/250ml*	**Schwere Systemcandidose, Chromoblastomykose, Kryptokokkose:** 150–200mg/kg i.v. in 4 Einzeldosen; **Candida-Endokarditis:** 300mg/d i.v.; **DANI** GFR 20–40: Dos.Intervall 12h; 10–19: Dos.Intervall 24h; HD: 50mg/kg n. jd. Dialyse

Griseofulvin Rp	HWZ 22h, Qo 1.0, PPB 80%, PRC C
Griseo ct *Tbl. 125, 500mg* **Likuden M** *Tbl. 500mg*	**Dermatophyteninf. d. Haut:** 1–4 x 125–500mg p.o.; **Ki. 2–14J.:** 10–15mg/kg/d p.o. in 1–4 Einzeldosen; **DANI** nicht erforderl.

Natamycin Rp	
Pimafucin *Lutschtbl. 10mg*	**Mundsoor:** 4–6 x 10mg p.o.

Nystatin OTC	PRC C, Lact ?
Adiclair *Tbl. 500000 IE; Susp. (1ml = 100.000 I.E.); Mundgel (1g = 100000 IE)* **Biofanal** *Tbl. 500000 IE; Susp. (1ml = 100.000 I.E.); Mundgel (1g = 100000 IE)* **Mykundex** *Tbl. 500000 I.E.; Susp. (1ml = 100.000 I.E.)* **Nystatin Stada** *Tbl. 500000 IE*	**Candida-Inf.:** Mundhöhle: 4–6 x 100000 IE p.o.; Magen-Darm-Trakt: 3–4 x 1 Mio IE p.o., n. 8d 3–4 x 500000 IE; **Ki.** s. Erw.; **DANI** nicht erforderl.

Terbinafin Rp	HWZ 17h, Qo 1.0, PPB 99%, PRC B, Lact –
Amiada, Dermatin, Lamisil, Myconormin, Octosan, Onymax *Tbl. 250mg* **Terbinafin Hexal** *Tbl. 125, 250mg* **Terbinafin Sandoz** *Tbl. 125, 250mg*	**Schwere Dermatophyteninf. der Haut:** 1 x 250mg p.o.; **DANI** GFR < 50: 50%

5   Anthelminthika

5.1   Anthelminthika

WM/WI: vermizide WI (vermutl. durch Eingriff in die Glucoseaufnahme der Würmer, Tod durch Glycogenverarmung oder auch durch Angriff der Darmproteasen (Niclosamid)
UW: Exantheme, Erytheme, Übelkeit, Erbrechen, Anämie
KI: Schwangerschaft, Stillzeit, Überempfindlichkeit gegen die genannten Wirkstoffe, Ki. < 2 J., Diabetiker

Albendazol Rp	HWZ 8h, PRC C, Lact ?
Eskazole Tbl. 400mg	**Echinokokkose:** 2 x 400mg p.o. f. 28d, dann 14d Pause, 2–3 Zyklen; **Trichinose:** 2x400mg f. 6d; **Strongyloidiasis:** 400–800mg/d f. 3d; Pat. < 60kg: 15mg/kg/d in 2 Einzeldosen

Mebendazol Rp	HWZ 2–8h, Qo 0.95, Lact ?
Surfont Tbl. 100mg **Vermox** Tbl. 100, 500mg	**Enterobiasis:** 1 x 100mg p.o. f. 3d, Wdh. n. 2 u. 4W.; **Askariasis, Ankylostomiasis:** 2 x 100mg f. 3d; **Trichuriasis:** 2 x 100mg f. 4d; **Taeniasis, Strongyloidiasis:** 2 x 300mg f. 3d; **Ki.** s. Erw., max. 2 x 100mg; **Trichinose:** d1: 3 x 250mg, d2: 4 x 250mg, d3–14: 3 x 500mg; **Echinokok.:** d1–3: 2 x 500mg, d4–6: 3 x 500mg, dann 3 x 500–1500mg

Niclosamid OTC	
Yomesan Tbl. 500mg	**Taeniasis, Fischbandwurm:** 1 x 2g p.o.; **Ki. 2–6J.:** 1 x 1g; < 2J.: 1 x 0.5g; **Zwergbandwurm:** d1: 1 x 2g, d2–7: 1 x 1g; **Ki. 2–6J.:** d1: 1 x 1g, d2–7: 1 x 0.5g; < 2J.: d1: 1 x 0.5g, d2–7: 1 x 250mg; **DANI** n. erforderl.

Praziquantel Rp	HWZ 1–2.5 (4) h, Qo 0.8, PPB 85%, PRC B
Biltricide Tbl. 600mg **Cesol** Tbl. 150mg **Cysticide** Tbl. 500mg	**Schistosomiasis:** 40–60mg/kg p.o. in 2–3 Einzeldosen f. 1d; **Leber- u. Lungenegel:** 75mg/kg in 3 Einzeldosen f. 2–3d; **Neurozystizerkose:** 50mg/kg in 3 Einzeldosen f. 15d; **Taeniasis:** 1 x 5–10mg/kg; **Fischbandwurm:** 1 x 10mg/kg; **Zwergbandwurm:** 15–25mg/kg, evtl. Wdh. n. 10d

Pyrantel OTC	HWZ 26h PRC C, Lact ?
Helmex *Kautbl. 250mg;* *Saft (5ml = 250mg)*	**Enterobiasis, Ascariasis, Ancylostomiasis:** 1 x 10mg/kg p.o., max. 1g; **Hakenwurm:** 20mg/kg f. 2d
Pyrvinium OTC	PRC B
Molevac *Tbl. 50mg; Saft (5ml = 50mg)* **Pyrcon** *Saft (5ml = 50mg)*	**Enterobiasis:** 1 x 5mg/kg p.o., max. 400mg; **DANI** nicht erforderl.
Wechselwirkungen	
Alkohol	additive WI (Reaktionsvermögen↓) bei gleichzeitiger Anwendung von Niclosamid
Cimetidin	hepatische Elimination von Mebendazol✓
Insulin	Insulinbedarf u. U.↓ bei gleichzeitiger Gabe von Mebendazol

6 Antimalariamittel

6.1 4-Aminochinoline

WM/WI: Abtötung der im Blut vorkommenden Vermehrungsformen (Blutschizonten) der Malariaplasmodien; Hemmung der Gametogonie

UW (Artemether + Lumef.): abdomin Schmerzen, Anorexie, Diarrhoe, Übelkeit, Kopfschmerzen, Schwindel, Pruritus, Exanthem, Husten, Palpitationen, Arthralgie, Myalgie, Asthenie, Müdigkeit

UW (Chinin): Kopfschmerz, Schwindel, Tinnitus, BB-Veränderungen, Hämolyse, Erregungsleitungsstörungen

UW (Chloroquin): Hornhauttrübung, Retinopathia pigmentosa, Exantheme

UW (Mefloquin): GI-, ZNS-, Rhythmusstörung, Psychosen, Leuko- und Thrombopenie

KI (Artemether + Lumef.): komplizierte Malaria, Herzerkrankung, QT-Verlängerung, SZ;

KI (Chinin): G-6-PDH-Mangel, Myasthenia gravis

KI (Chloroquin): Retinopathie, G-6-PDH-Mangel, SS/SZ

KI (Mefloquin): SS/SZ, Psychosen, Kardiomyopathie, Epilepsie

Ink: Amiodaron, Flecainid, Chinidin, Sotalol, Terfenadin; **Ink (Artemether + Lumef.):** zahlreiche Meds (s. Pck.Beil.); **Ink (Chinin):** Amilorid, Cimetidin, Moxifloxacin, Ritonavir, Verapamil, Voriconazol

Artemether + Lumefantrin Rp	HWZ (A/L) 2 h/2–6 d
Riamet *Tbl. 20+120mg*	**Unkompl. Malaria tropica Th.:** ini. 4 Tbl., Wdh. n. 8, 24, 36, 48, 60h

Chinin Rp	HWZ 8–12 h, Qo 0.85, PPB ca. 70%
Chininum dihydrochloricum *Int. Apotheke* **Chininum hydrochloricum** *Tbl. 250mg*	**Kompl. Malaria tropica Th.:** ini. 20mg/kg über 4 h i.v., dann: 3 x 10mg/kg; dann 1.25g/d p.o.

Chloroquinphosphat Rp	HWZ 30–60 d, Qo 0.3, PPB 50–60%, PRC C, Lact +
Resochin *Tbl. 81, 250mg; Amp. 250mg* **Weimerquin** *Tbl. 250, 500mg*	**Malaria Pro.:** 1x/W. 8mg/kg p.o., 1W. vor bis 4W. nach Exposition; **Malaria Th.:** ini. 16mg/kg p.o., nach 6h 8mg/kg, dann 1 x 8mg/kg f. 2–3d; ini 16mg/kg über 4 h i.v., dann 8mg/kg über 4 h alle 12h bis Gesamtdosis von 40–50mg/kg; **Ki.** s. Erw.

Mefloquin Rp	HWZ 13–30 d, Qo 0.9, PPB 98%, PRC C, Lact ?
Lariam *Tbl. 250mg*	**Malaria tropica Pro.:** 1x/W. 250mg p.o., 1W. vor bis 4W. nach Exposition; **Ki.** > 5kg: 1 x/W. 5mg/kg; **Malaria Th.:** ini. 750mg p.o., nach 6h 500mg, nach 12h 250mg; **Ki.** > 5kg: 20–25mg/kg Gesamtdosis in 2–3 ED

Primaquin	HWZ 4–7 h, PRC C, Lact ?
Int. Apotheke	**Malaria tertiana Nachbehandlung:** 1 x 15mg p.o. für 14d

Wechselwirkungen	
Alkohol	additiver Effekt hinsichtlich des eingeschränkten Reaktionsvermögens
Ampicillin → S.12	Absorption von Ampicillin ↓
Antidiabetika, orale	WW mit Mefloquin nicht ausgeschlossen; therapeutische Einstellung vor Abreise unbedingt überprüfen
Antikoagulanzien, orale	WW mit Mefloquin nicht ausgeschlossen; therapeutische Einstellung vor Abreise unbedingt überprüfen
Antikonvulsiva	antikonvulsive WI ↓ bei Kombination mit Mefloquin, Elimination der Antikonvulsiva ↗; TDM, DA
Arzneimittel, QTc-Zeit verlängernde	Überleitungszeit ↑ bei Kombination mit Mefloquin; EKG-Überwachung bei gefährdeten Pat. sinnvoll
Basistherapeutika (Rheuma)	UAW-Rate ↑ bei Kombination mit Chloroquin und Hydroxychloroquin
Chinin und -derivate	Krampfanfall-Risiko ↑ bei gleichzeitiger Gabe von Mefloquin; additive WI
Cimetidin	Ausscheidung der Chloroquine ↓
Digoxin	Konzentration von Digoxin ↑; TDM, DA
Folsäure-antagonisten	WI der Folsäureantagonisten ↑
Glucocorticoide	Risiko von BB-Veränderungen, Myo- und Kardiomyopathien ↑
Gyrasehemmstoffe (Chinolone)	Risiko von Krampfanfällen ↑ bei gleichzeitiger Gabe von Mefloquin
Lebendvakzine, orale	Abtötung der Impfkeime
MAO–Hemmer	UAW ↑
Metronidazol → S.70	akute dystonische Reaktion
Phenylbutazon	Risiko einer exfoliativen Dermatitis ↑
Probenecid	Risiko einer Sensibilisierung ↑
Pyrimethamin/ Sulfadoxin	Risiko von schweren Hautreaktionen ↑
Substanzen, hepatotoxische	Risiko von Leberschäden ↑

121

6.2 Biguanide

WM/WI: wirksam gegen die intrahepatischen, präerythrozytären Formen von Plasmodium falciparum (für andere Plasmodien weniger gut dokumentiert); gegen die latenten intrahepatischen Formen von Plasmodium vivax und ovale nicht wirksam
empf.: präerythrozytären Formen von Plasmodium falciparum
UW: Hautreaktionen, GIT-Störungen, leichte BB-Veränderungen
KI: schwere Nierenfunktionsstörungen

Proguanil Rp	HWZ 20h, Q0 0.7, PPB 75%, PRC B
Paludrine *Tbl. 100mg*	**Malaria Pro.:** 1 x 200mg p.o. (Komb. mit Chloroquin) **Ki. < 1J.:** 1 x 25mg; **1–4 J.:** 1 x 50mg; **5–8J.:** 1 x 100mg; **9–14J.:** 1 x 150mg; **DANI** GFR: > 60: 100%; 20–59: 1 x 100mg; 10–19: 50mg alle 2d; < 10: 1x/W. 50mg
Proguanil + Atovaquon Rp	
Malarone *Tbl. 100+250mg* **Malarone junior** *Tbl. 25+62.5mg*	**Malaria Pro.:** 1–2d vor bis 7d nach Exposition 1 x 100+250mg p.o.; **Ki. 11–20kg:** 1 x 25+62,5mg p.o.; **21–30kg:** 1 x 50+125mg; **31–40kg:** 1 x 75+187,5mg; **unkompl. Malaria tropica Th.:** 1 x 400+1000mg. p.o. f. 3d; **Ki. 11–20kg:** 1 x 100+250mg für 3d; **21–30kg:** 1 x 200+500mg für 3d; **31–40kg:** 1 x 300+750mg für 3d **DANI** GFR > 30: 100%; < 30: KI
Wechselwirkungen	
Lebendvakzine, orale	Impferfolg u. U.↓ bei gleichzeitiger Anwendung von Proguanil

Index

Handelsnamen = **fett**   Wirkstoffe = *kursiv*

Handelsnamen = **fett**   Wirkstoffe = *kursiv*